Rose's Strategy of
# Preventive Medicine

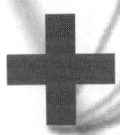

# 예방의학의 전략

제프리 로즈·케이-티 콰·마이클 마못 지음

김명희·김교현·기모란·김성이·김수영·유원섭 옮김

한울
아카데미

이 도서의 국립중앙도서관 출판시도서목록(CIP)은 e-CIP 홈페이지(http://www.nl.go.kr/ecip)
에서 이용하실 수 있습니다.(CIP제어번호: CIP2010003475)

# Rose's Strategy of Preventive Medicine

The complete original text

**Geoffrey Rose**
Emeritus Professor of Epidemiology,
London School of Hygiene and Tropical Medicine, UK

With a commentary by
**Kay-Tee Khaw**
Professor of Clinical Gerontology,
University of Cambridge, UK

**Michael Marmot**
Professor of Epidemiology,
University College London, UK

ⓒ Oxford University Press, 2008
ⓒ Original edition G. Rose, 1992
"Rose's Strategy of Preventive Medicine, Second Revised Edition" was originally
published in English in 2008.
This translation is published by arrangement with Oxford University Press.

Korean translation copyright ⓒ 2010
by HANUL PUBLISHING CO.
Korean translation rights arranged with OXFORD PUBLISHING LIMITED
through EYA(Eric Yang Agency).

이 책의 한국어판 저작권은 EYA(Eric Yang Agency)를 통해
OXFORD PUBLISHING LIMITED와 독점계약한
'도서출판 한울'에 있습니다.
저작권법에 의해 한국 내에서 보호를 받는 저작물이므로 무단전재와 복제를 금합니다.

# 개정판 서문

　제프리 로즈Geoffrey Rose는 지난 수십 년 동안 심혈관 질환의 역학과 예방 분야에서 이루어진 거대한 발전의 핵심 인물이었다. 그의 업적은 개인들에게서 관상동맥 질환의 위험요인을 확인한 초기 연구들로부터('이 사람은 왜 이 질병에 걸렸을까?'), 인구집단의 관상동맥 질환 발생률을 검토한 역학적 연구('이 인구집단에는 이 질병이 왜 이렇게 많을까?'), 중재 연구('관상동맥 질환과 뇌졸중을 예방할 수 있을까?'), 궁극적으로는 예방적 임상진료와 공중보건 정책의 개발('개인들과 집단들에서 관상동맥 질환과 뇌졸중 발생을 감소시키려면 무엇을 해야 하는가?')에까지 미친다. 그러나 그의 영향력은 심혈관 질환 분야를 훨씬 넘어선다. 역학 연구를 위한 실천적이면서도 이론적인 학문적 도구를 개선함으로써, 그는 전반적 분야에서 진보를 가져왔다. 개인들의 불건강 또는 일탈과 그들이 속해 있는 인구집단 사이의 관계에 대한 그의 통찰력은 가장 폭넓은 의미에서 개인과 인구집단의 건강을 증진하려는 우리의 접근 전략을 송두리째 바꾸어놓았다고 할 수 있다.

　로즈는 옥스퍼드 퀸스 대학Queen's College, 이어서 런던의 성 메리 병원 의과대학St Mary's Hospital Medical School에서 수학했으며, 1949년에 의사자격을 취득했다. 그 후 심혈관 질환의 치료와 예방에 관한 평생의 관심이 시작된 성 메리 병원에서 임상의사 자리를 얻었다. 1959

년에는 런던 위생 및 열대의학 대학원London School of Hygiene and Tropical Medicine에 연구원으로 참여했고, 역학 과목의 강사와 조교수를 거쳐, 1970년 성 메리 병원 의과대학의 역학 교수로 돌아왔다. 1977년에는 런던 위생 및 열대의학 대학원의 교수로 임명되었다. 그는 평생 동안 성 메리 병원에서 임상진료를 했다. 실제로 개인에 초점을 맞추는 임상의학과 인구집단에 초점을 두는 역학 및 공중보건학의 접목은 그의 일생 동안 변함없는 주제였다.

임상의사이자 과학자로서 로즈가 중요하게 고려한 것 중 하나는, 추론이란 근거로 삼고 있는 자료가 훌륭한 만큼만 훌륭할 수 있다는 것이었다. 그가 연구를 시작한 1960년대에는 인구집단에서 관상동맥 질환을 진단하기 위해 일반적으로 쓰이는 표준화된 방법이 없었다. 그의 초기 연구는 더욱더 타당한 측정 방법을 개발하는 데 중점을 두었다. 여기에는 혈압 측정을 위한 수은 혈압계의 초기 원형, '로즈 심혈관 질환 설문지', 미국인 동료 헨리 블랙번Henry Blackburn과 함께 개발한 심전도 이상소견 분류기준인 '미네소타 코드'가 있다. 1968년에 블랙번과 함께 개발한 세계보건기구World Health Organization: WHO의 '심혈관 질환 조사 방법' 매뉴얼은 여전히 국제 표준으로 사용되고 있다.

그는 의학연구위원회Medical Research Council: MRC의 고혈압 임상시험

분과Hypertension Trial Working Party와 신경관 결손증 임상시험 추진위원회Neural Tube Defect Trial Steering Committees, 관상동맥 질환 예방에 관한 세계보건기구 전문가 위원회WHO Expert Committees on Prevention of Coronary Heat Disease를 비롯하여, 수많은 국내·국제위원회의 의장을 맡았다. 그의 연구는 학문적으로 수많은 기여를 했다. 런던 공무원들을 대상으로 한 화이트홀 연구Whitehall Study, 벨기에, 이탈리아, 폴란드, 스페인, 영국 센터를 포괄하는 관상동맥 질환 세계보건기구 유럽 공동 임상시험WHO European Collaborative Trial of Coronary Heart Disease은 관상동맥 질환의 원인과 예방법을 이해하는 데 커다란 기여를 했던 그의 수많은 연구 중 두 가지 사례에 지나지 않는다.

그러나 개인들의 불건강과 인구집단의 불건강 사이의 관계에 대한 그의 가장 근본적인 결론을 이끌어낸 것은 인터솔트Intersalt 연구였다. 이는 52개 지역사회를 대상으로 혈압 분포의 유형과 그 결정요인들을 탐구한 국제 공동 연구였다. 그는 초기 저작에서, 임상진료는 대개 아픈 개인들을 치료하는 데 관심이 있다고 언급했다. "이런 성격의 구조작전은 완벽하게 타당하다고 할 수 있다. 그러나 기근 구호 활동이 제3세계의 기아 문제를 해결하지 못하듯, 이러한 방법은 질병의 대량 발생 문제를 해결하지 못한다. ……근본적 해결책은 우리의 주요한 건강 문제들이 지닌 기저의 원인을 확인하고, 가능하다면 그것을 교정하는 것이다"(Rose, 1992).

성 메리 병원에서 조지 피커링 경Sir George Pickering에게서 초기 임상수련을 받던 시기에, 그는 인구집단을 하나의 실체로 연구할 수 있다는 생각을 하게 되었다. 그 극단(환자)과 다수(정상인) 사이에 연속성이 존재하기 때문이다. 혈압이 높은 사람들은 정규분포의 꼬리 부분일 뿐이다. 따라서 심장마비처럼 명백하게 개인적인 임상 문제도 전체 지역사회가 가진 문제의 일부분일 뿐이다. 인터솔트 연구는 '고혈압'으로 분류되는 사람들의 분율이 인구집단의 혈압 평균과 비례한다는 것을 보여주었다. 음주 같은 행태요인에도 동일한 연구 결과가 나타났다. 즉, 과도한 음주자의 분율은 인구집단의 평균 음주량과 비례했다. 그러므로 "고혈압 환자, 알코올 의존자 등은 위험요인이나 행태의 연속적인 분포에서 극단을 나타낼 뿐이다. 서로 다른 인구집단들을 비교해보면 그 분포가 전체적으로 일관되게 위 또는 아래로 이동하는 것을 확인할 수 있다. 따라서 사회의 건강 수준을 본질적으로 결정하는 요인은 그것의 집합적 특징에서 확인할 수 있다. 일탈한 소수의 문제는 그들이 속한 전체 사회의 맥락에서만 이해할 수 있고, 효과적인 예방법은 인구집단 전체를 포괄하는 변화를 요구한다"(Rose, 1992).

로즈는 임상의이자 연구자로서, 가르치는 일이 그의 업무와 밀접하게 관련되어 있다고 생각했다. 다른 역할들에서처럼 그는 이 분야에서도 두각을 드러냈다. 그의 사고를 특징짓는 명확성과 독창성은 그의 저작과 강의에 반영되었다. 그의 논문과 강의는 항상 정밀성과 간결함의 모범이 되었다. 그의 개념은 본질에서 벗어난 요소 때문에 어지럽혀지는 일이 전혀 없었다. 그는 영국뿐 아니라 국제적으로, 전全 세대의 역학자들을 훈련시키는 책임을 맡았다. 1968년, 그는 동료 리처드 레밍턴Richard Remington, 미국의 제리 스탬러Jerry Stamler와 함께 연례 '국제 심장학회 및 연맹 심혈관 질환 예방과 역학을 위한 10일 연수 세미나 International Society and Federation of Cardiology Ten Day Teaching Seminars in Cardiovascular Disease Prevention and Epidemiology'를 시작했다. 이 세미나의 목표는 전 세계의 임상의들과 연구자들에게 훈련 기회를 제공함으로써, 대규모로 발생하고 있는 심혈관 질환의 예방 노력을 강화하는 것이었다. 이 세미나는 현재 40년째 열리고 있으며, 심혈관 질환의 원인과 예방에 대해 100여 개국의 1,200명 이상을 교육했다. 이 세미나는 많은 이에게 임상전문가이자 연구자로서의 삶의 방향에 변화를 가져왔다. 현재 심혈관 질환 역학 분야의 세계적 지도자들 중 대다수는 이 10일 세미나의 이전 참가자들이다. 그러나 로즈와 그 동료들의 인도주의적 관심을 반영하고 있는 이 세미나의 또 다른 중요한 목적은, 평화적인 국제적 학술 협력을 통해 국가와 문화들 사이의 장벽을 허물고 다리를 놓는 것이었다. 수많은 이전 참가자들은 세미나가 학문적 목표라는 측면에서뿐 아니라, 이때 쌓은 개인적 친교와 상호 신뢰라는 측면에서도 매우 고무적이었다고 강조했다. 인터솔트 연구가 이를 증명한다. 이 연구에는 브라질의 야노마노Yanomano와 싱구Xingu, 케냐의 루오Luo는 물론, 파푸아뉴기니, 일본, 중국, 舊 동독, 舊 소련, 미국, 트리니다드토바고 같은 나라들의 여러 인구집단이 포함되어 있다. 이 연구는 수백 명의 연구자들이 각자의 상이한 배경과 문화적 다양성에도 불구하고, 공통의 학술적 목표를 위해 표준적으로 합의된 프로토콜을 사용함으로써 차이를 극복하고 함께 일하는 것이 어떻게 가능한지를 보여준 특별한 사례다.

로즈의 개인적 성품 역시 임상의, 연구자, 선생으로서 그의 성공에 없어서는 안 될 부분이었다. 그는 다정함, 그리고 지독한 정직성과 진실성이 모순 없이 공존할 수 있는 몇 안 되는 사람 중 하나였다. 의견을 물어보면 언제나 진실을 들려줄 것이라고 기대할 수 있었고, 이는 때때로 곤란한 상황을 만들기도 했다. 하지만 이는 언제나 실전에서 교훈을 얻는다는 신중함, 우려와 함께 이루어졌다. 마찬가지로 그는 자료에는 오류가 발생하기 쉬우며 따라서 이론은 항구적이지 않고 대체될 수 있다는 점을 인정하면서, 과학적 회의론과 사람의 천성이 선하다는 깊은 믿음을 결합시켰다. 그는 사람들을 신뢰하고 그들에게서 최선을 기대하는 것만으로도 모든 이에게서 최선의 결과를 이끌어냈다.

연구 결과는 그것이 10년을 지속하면 탁월한 것으로 간주된다. 임상 결과는 그 유효 기간이 훨씬 짧다. 그러나 로즈가 전 세계의 수많은 학생들과 동료들의 삶에 미친 영향은 심원하고 영구적이다. 그의 학술적이고 인도주의적인 이상과 개인적 모범은 많은 이들로 하여금 인생과 배움에 다른 방식으로 접근하게 만들었으며, 그들은 이제 다른 이들에게 영향을 미치고 있다.

로즈에게서 발산되는 힘과 평정심은 그의 견실한 종교적 믿음과 화목한 가정생활, 특히 세리드웬Ceridwen과의 매우 행복한 결혼생활, 그리고 두 아들과 딸에게서 비롯된 것이었다.

우리 둘은 로즈의 가르침을 받고, 함께 일할 수 있는 굉장한 특권을 누렸다. 로즈의 학생 또는 동료였다는 것에는 매우 특별한 무엇이 있었다. 우리는 전 세계 방방곡곡에서 열린 학술대회에서 만난 낯선 사람과 동일한 변화의 경험을 공유하고 있다는 유대감을 깨닫는 특별한 경험을 했다.

그가 우리에게 이 책의 개정판을 맡으라고 부탁했을 때, 그의 주장과 생각의 명쾌함은 여전히 유효하며 새롭게 고치거나 정교화할 필요가 없다는 점을 확인했다. 그의 생각은 헤아릴 수 없는 방식으로 많은 이에게 영향을 주었다. 우리가 추가한 해설은 단지 우리의 개인적 견해를 간단히 반영한 것이다.

케이-티 콰<br>마이클 마못

이 글은 1993년 11월 12일 ≪타임스The Tiimes≫에 실린 제프리 로즈의 부고를 수정한 것이다.

우리 모두는 모두를 위해, 모두에게 책임이 있다.
— 도스토옙스키, 『카라마조프가의 형제들』

## 초판 서문

　의학적 사고는 아픈 개인들의 요구에 부응하는 데 주된 관심을 기울인다. 이것이 의학 윤리(환자에 대한 책임감), 의학의 연구 주제('왜 특정 개인들이 질병에 걸릴까?'), 의료 서비스의 기획(환자 주도적인 진료 요구에 대한 부응)을 결정해왔다. 이제 이러한 사고는 위험요인의 확인과 질병 예방에까지 확장되고 있다. 일차 진료 의사들은 고혈압이 있는 개인들을 색출하고, 직업의학 의사는 누구도 독성 물질에 과다 노출되지 않도록 노력하며, 음주와 관련한 의학적 관심은 '문제 음주자들'에게 집중되고 있다.

　이러한 모든 노력의 목표는 좀 더 취약한 소수의 개인들을 돕는 것이다. 이런 성격의 구조 작전은 완벽하게 타당하다고 할 수 있다. 그러나 기근 구호 활동이 제3세계의 기아 문제를 해결하지 못하듯, 이러한 방법은 질병의 대량 발생 문제를 해결하지 못한다. 이 전략은 증상만 치료하는 것이지 근본적 해결책이 아니다.

　근본적 해결책은 우리의 주요한 건강 문제들이 지닌 기저의 원인을 확인하고, 가능하다면 그것을 교정하는 것이다. 우리가 특별히 도우려는 이들, 이를테면 고혈압 환자, 알코올 의존자, 다른 특별한 문제를 지닌 이들은 위험요인이나 행태의 연속적인 분포에서 극단을 나타낼 뿐이다. 서로 다른 인구집단들을 비교해보면 그 분포가 전체적으로 일관되게 위 또는 아래로 이동하는 것을 확인할 수 있다. 따라서 사회의 건강 수준을 본질적으로 결정하는 요인은 그것의 집합적 특징에서 확인할 수 있다. 일탈한 소수의 문제는 그들이 속한 전체 사회의 맥락에서만 이해할 수 있고, 효과적인 예방법은 인구집단 전체를 포괄하는 변화를 요구한다.

이 책의 목적은 다양한 사례를 통해 여러 가지 예방 전략들의 장점과 단점을 파악하는 것이다. 또한 흔한 임상적 문제, 행태 문제들을 예방하기 위한 인구집단 기반 전략의, 가끔은 우려스러운, 정책적·학문적·윤리적 함의들에 대해 이전보다 더욱 깊이 탐색하고자 한다. 한 사회의 건강은 총체이며, '정상'이라고 여겨지는 다수는 일탈한 소수에 대한 책임감을 받아들일 필요가 있다 − 설사 그렇게 하고 싶지 않을지라도.

1992년 제프리 로즈

## 초판 감사의 글

개인들이 사회에 속해 있다는 것을 인정하면서 이 책을 시작하는 게 적절할 듯하다. 한 개인의 생각은 그 사람의 머릿속에서 완벽하게 형성되어 나타나는 것이 아니다. 우리는 다른 이들의 생각을 받아들이고, 시기가 적절하다면 그러한 생각들을 진전시키거나 확대해 후대에 넘겨준다. 나는 스승 조지 피커링 경에게서 인구집단을 하나의 실체로 연구할 수 있다는 개념을 받아들였다. 그 극단(환자)과 다수(정상인) 사이에 연속성이 존재하기 때문이다. 후에 앤슬 키스Ancel Keys 교수의 연구를 통해, 건강한 인구집단들도 있고, 그렇지 못한 인구집단들도 있다는 생각을 하게 되었다. 이 책에 등장하는 나머지 모든 것은 이러한 두 가지 개념의 확장에 불과하다.

생각들을 정식으로 표현하려면 조력자가 필요하다. 수전 테오Susan Teoh만큼 나를 위해 진심을 다해 효과적으로 일해준 이는 없었다. 수년 동안 린다 콜웰Linda Colwell과 마틴 시플리Martin Shipley는 신뢰할 수 있는 자료들을 제공해주었다. 마지막으로 이 책의 오류와 매끄럽지 못한 부분을 확인하기 위해, 친구이자 비평가인 데이비드 바커David Barker, 니컬러스 월드Nicholas Wald, W. R. 워드W. R. Ward 교수와 데릭 미들턴Derek Middleton 박사의 도움을 받았음을 밝혀둔다.

차례

개정판 서문 • 5
초판 서문 • 14
초판 감사의 글 • 16

**제1장 예방의학의 목적 ___ 19**
    예방의 범위  19
    왜 예방인가?  20
    우선순위: 선택의 문제  24

**제2장 무엇을 예방해야 하는가? ___ 27**
    아픈 개인들  27
    위험의 연속성  34
    예방에 대한 통합된 접근  38

**제3장 위험과 폭로요인의 관계 ___ 39**
    용량 - 효과 관계  39
    연구의 제한점들  44
    작지만 만연한 위험: 공중보건의 재앙?  48
    결론  55

**제4장 개인들을 위한 예방과 '고위험' 전략 ___ 57**
    예방과 임상적 치료  58
    고위험 전략  60
    위험의 확인: 선별검사  63
    고위험 예방 전략의 강점  74
    고위험 예방 전략의 약점  79

제5장 개인과 인구집단 ___ 87
　　개인 간 변이　87
　　인구집단 간의 변이　92
　　아픈 인구집단과 건강한 인구집단　98

제6장 인구집단의 분포 변화가 갖는 의미 ___ 103
　　인구집단의 평균이 일탈의 발생에 미치는 효과　103
　　전체로서 인구집단에 대한 보건학적 함의　113
　　안전　139

제7장 인구집단 예방 전략 ___ 143
　　원칙들　143
　　인구집단 전략의 강점들　150
　　제한점과 문제들　155

제8장 건강을 찾아서 ___ 161
　　어떻게 해야 인구집단이 변할까?　162
　　변화에 대한 과학적 합리화　167
　　사회공학 대 개인의 자유　171
　　누가 결정을 내릴 것인가?　183
　　공중보건에 대한 가장 큰 위협: 전쟁　185
　　사회적·경제적 박탈　186
　　건강에 대한 책임　191
　　참고문헌　192

해설 ___ 200
　　서론　200
　　로즈의 개념과 적용　201
　　사회의 특성　218
　　결론　231

옮긴이 후기 · 238
찾아보기 · 242

제1장
# 예방의학의 목적

## 예방의 범위

　인류에게 피할 수 없는 숙명적인 질병이란 그리 흔치 않다. 어떤 한 지역에서 흔한 질병도 다른 지역에서는 대개 드물게 나타나고는 한다. 콜롬비아에서는 이스라엘에 비해 자궁경부암이 스무 배나 많이 발생하고, 인도에서는 첫 돌이 되기 전에 영아의 10%가 사망하는 반면 서구에서는 99%가 살아남는다. 영국 센서스에 따르면, 웨일스 지방에서는 성인의 3.1%가 만성 질환이 있다고 답한 반면, 남동부 잉글랜드에서는 주민의 1.2%만이 그렇다고 응답했다. 왜 모든 사람이 가능한 최고 수준의 건강을 누릴 수 없는지에 대해 생물학적으로 분명하게 알려진 바는 아직 없다.

　19세기 독일의 위대한 병리학자 루돌프 피르호Rudolf Virchow는 다음과 같이 기술했다.

　　질병의 유행이 나타났다가 새로운 문화의 시작과 함께 때로는 흔적도 없이 사라진다. 한센병 leprosy과 영국 발한병 sweat sickness; English sweat이 그러했다. 따라서 질병 유행의 역사는 인류 문화 변동의 역사라고 할 수 있다.

그가 이렇게 쓰고 난 직후, 미지未知의 심혈관 질환은 서구에서 가장 흔한 사망 원인이 되었고, 지금은 쇠퇴하고 있는 중이다. 홍콩 같은 신흥 개발 국가들에서 구시대의 질병 유형(높은 영아 사망률과 주로 감염병에 의한 성인 사망)은 심근경색과 십이지장궤양 같은 질병에 자리를 내주고 있다.

질병의 규모와 유형은 사람들이 살아가는 방식, 사회적·경제적·환경적 조건을 반영하며, 이 모든 것은 빠르게 변할 수 있다. 이는 대다수의 질병이 이론적으로 예방 가능하다는 것을 의미한다. 하지만 이는 다소 우려스러운 질문을 남긴다. 우리의 역사를 제어하는 것이 가능할까? 아니면 우리는 그것을 단지 관찰하고 분석하기만 해야 하는 것일까? 건강에 대한 모든 위협을 최소화하는 이상적인 삶의 방식이 존재할 수 있을까? 한편으로는 가난과 궁핍한 생활에서 오는 질병을, 다른 한편으로는 풍요와 산업화에서 비롯된 질병을 동시에 피하는 것이 가능할까?

## 왜 예방인가?

"내일 일은 내일 생각하라. ……한 날 괴로움은 그날에 족하리니"(『마태복음』, 6장 34절). 이 권고는 어쩌면 일어나지 않을 머나먼 문제에 대해 걱정하기보다 한 번에 하루를 살아내는 것이 더 나을 수도 있다는 메시지로 인간의 마음 깊은 곳을 울린다. 의사들은 환자나 '거의 환자'(질병 발생이 임박한 이들)를 대할 때가 아니면, 전문가로서 그들의 책임이 없는 것처럼 행동한다. 그리고 정치가들은 의사들보다 건강에 더 큰 영향을 미치는 사람들인데도 먼 미래에 대한 걱정으로 괴로워하는 일이 거의 없다.

미래의 건강에 대한 염려는 사치품이다 − 가난한 이들과 실직자들은 긴박한 당면 문제들에 대처하는 데 모든 노력을 집중하기 마련이다. 하지만 경제 호황은 사람들을 당면한 실제적인 요구의 일부에서 벗어날 수 있게 해준다. 그래서 오늘날 우리는 건강, 건강한 삶, 건강한 환경에 대한 관심이 늘어나는 것을 보고 있다. 이는 나중에 혜택을 얻기 위해 현재에서 사전 예방을 촉진하는 신중함, 다른 한편으로는 신경증적 불안의 위험 사이에서 갈등을 낳는다.

**경제적 논거**

예방의학 문제는 종종 경제적 근거를 둘러싸고 논의된다. 건강이 나쁘면 소득 능력이 저하되고 의료비 지출이 많아지며 이후로도 지속적으로 증가한다는 것이다. 말하자면 예방은 비용 절감책이 된다. 자세히 살펴보면 이러한 논거는 몇 가지 이유에서 오해이거나 심지어 잘못된 것일 수도 있다. 무엇보다도 여기에서의 성공은 흔히 궁극적인 예방보다는 문제의 지연을 뜻하는 경우가 많다. 예를 들어 흡연을 피하면 각 연령대에서 심장마비의 위험은 크게 감소할 것이다. 하지만 그에 따라 비흡연자들이 더 오래 살게 된다면, 그들이 노년기 심장마비라는 위험에 노출될 가능성은 더욱 커진다. 이러한 역설적 결과는 실제로 흡연이 심장마비의 원인임에도 불구하고 흡연자에 비해 비흡연자가 (결국) 심장마비로 사망할 가능성이 더 높아지는 것으로 나타난다(Rose and Shipley, 1990). 흡연을 피하는 것은 훌륭한 예방적 조치로서, 더 건강하고 오래 살 수 있다는 전망을 갖게 해준다. 하지만 놀랍게도 따로 떼어놓고 본다면 오히려 심장마비의 수를 증가시킨다. 그에 따르는 비용도 피했다기보다는 단지 지연된 것이라 할 수 있다.

흔한 질병의 전체 발생률을 줄이는 데 성공한다면, 치료받아야 할 환자가 줄어들기 때문에 이론적으로 의료 서비스 비용이 감소해야 한다. 그러나 현실에서는 개별 환자의 치료와 검사 비용이 지속적으로 증가하며, 의료 인력의 재간에 의해 이러한 희망이 좌절되는 경향이 있다. 이를테면 치아우식증이 큰 폭으로 감소했지만, 그것이 치과 의사의 숫자나 이들의 활동 감소로 이어지지는 않았다. 또한 관상동맥 질환의 발생률은 전반적으로 감소했지만, 심장 전문의나 심장외과 의사가 줄어들지는 않았다. 실제로 검사와 치료비용은 발생률 변화와 역逆상관관계를 보여왔다! 의학적 치료비용과 역학적으로 입증된 필요need 사이의 역동적 관계는 분명하게 정의하기가 매우 어렵다.

이러한 부정적 관찰 결과들이 존재하기는 하지만 질병(가령 결핵) 발생률의 감소가 가져온, 현실에서의 커다란 경제적 절감 효과 사례를 간과한다면 이 또한 잘못이다. 그러나 여기에서도 전반적인 경제적 이득에 대한 논거는 그릇된 것일 수 있다. 치료든 예방이든, 이로 인해 피하게 된 모든 사망은 한 명의 노인이 추가적으로 늘어난다는 것을 의미한다. 하지만 노인은 경제적 측면에서 볼 때 비생산적이고, 반면에 의료나 사회적 지원 측면에서는 비용이 많이 들기 때문에 경제적으로 이득이라 보기 어렵다.

경제학자 동료들의 말에 따르면, 신생아 사망은 사회에 경제적으로 미치는 영향이 미미하다. 아기의 출생에는 비용이 거의 들지 않을뿐더러, 금전적 측면에서 대체 비용도 거의 필요치 않기 때문이다. 이와 달리 청년 계층의 사망은 심각한 경제적 손실이다. 그때까지 기르고 교육하느라 돈이 많이 들어갔고, 그들의 사망은 장기적인 생산적 활동 시간의 손실을 의미하기 때문이다. 따라서 청년층에서 특히 많이 발생하는 교통사고를 예방하기 위한 투자는 경제적인 측면에서 이득이라고 할 수 있다. 이는 에이즈AIDS 예방의 성공 사례에도 적용된다. 그래서 경제학자들은 50세 전후가 균형점이라고 이야기한다. 이 나이에서는 몇 년 남은 생산적 시간의 편익과 노령으로 생존하는 데 추가되는 비용이 어느 정도 균형을 이룬다는 것이다. 이 나이를 넘어서면 예방에 대한 경제학적 논거는 점차 약해진다. 슬프지만, 가장 돈이 안 드는 환자는 죽은 환자라고 할 수 있다!

보건의료 서비스 비용에 대해서만 이야기하자면, 예방에 대한 경제적 논거는 흔히 기대에 못 미친다. 결핵의 경우처럼 질병 발생이 매우 줄어들어 관련 서비스 분야 전체가 축소될 수 있는 상황을 제외하고는 말이다. 이 논거를 사회에 대한 전체적인 경제적 손익계산으로 확대해 보자. 사망의 예방은 어린이나 젊은이의 경우에만 순익이 되고, 약 50세를 넘으면 생존을 연장하는 예방 조치들은 점점 더 부정적인 경제적 결과를 초래한다. 하지만 은퇴 전 어느 연령에서건 장애를 줄이거나 근로 능력을 향상할 수 있는 예방 정책은 경제적 이득이다. 그리고 은퇴 후에도 독립성을 촉진하거나 의학적·사회적 지원의 필요성을 감소시키는 정책은 경제적으로 비용 절감책이 될 수 있다.

**인도주의적 논거**

아프거나 죽는 것보다는 건강한 것이 낫다. 이것이 예방의학에 대한 유일하고 진정한 논거의 시작이자 끝이다. 이것으로 충분하다.

우선순위: 선택의 문제

모두를 위해 충분한 건강 효과를 얻고, 국가 간 그리고 한 국가 내에서 나타나는 부끄러운 건강 불평등을 줄이기 위해 무언가를 실행에 옮기고자 한다면, 우리가 가지고 있는 지식만으로도 이미 충분하다. 이를 실천으로 옮기는 데 방해가 되는 것은 무엇일까? 그 이유들 중 몇 가지, 이를테면 문제와 해결 가능성에 대한 광범위한 무지와 이해 부족, 강력한 이해 집단의 필사적 반대는 정말 통탄할 만하다. 더 나은 건강을 성취하는 데 장애가 되는 이러한 것들을 폭로하고 반대할 필요가 있다.

그러나 다른 이유들은 단언할 수 있는 문제가 아니라 논쟁과 선택의 문제이다. 더 높은 건강 수준을 달성한다는 것은 수많은 종류의 비용이 발생한다는 것을 의미한다. 훌륭한 예방적 의료 서비스, 더욱 건강한 환경과 더 나은 노동조건, 이동 환경, 주거 환경을 원한다면 지불해야만 하는 비용 말이다. 사람들이 그렇게 하기를 원한다면 이러한 목표들은 달성할 수 있다. 하지만 이는 사람들이 평화를 위한 것이든 전쟁을 위한 것이든, 다른 용도에 쓰일 자원을 기꺼이 이러한 문제로 이전할 의사가 있는 경우에 한해 가능하다. 마찬가지로 더욱 건강한 생활 방식으로 변화한다는 것은 그들이 건강에 부여하는 가치에 상응하여 지불해야 할 개인적 비용이 있다는 것을 의미한다. 만일 내가 건강에 무제한적 가치를 부여한다면, 나는 세계에서 가장 장수하는 사람들인 일본인들의 식습관으로 바꾸어야 할 것이다. 그리고 이는 아마도 가능할 것이다. 하지만 나는 일본에 살고 있지 않기 때문에 이러한 식습관을 가지려면 가정과 사회생활의 유지에 들어가는 비용이 매우 커질 수 있다. 그리고 나는 그 정도로 건강을 중요하게 생각하지는 않는다! 마찬가지로 흡연자는 금연에서 얻는 건강이나 다른 편익들이 흡연에서 비롯되는 즐거움의 상실과 금연의 어려움을 견뎌낼 만큼 가치가 있는 것인지 결정해야 한다.

예방의학의 책무는 사람들에게 그들이 무엇을 해야 하는지 말해주는 것이 아니다. 그것은 사회와 그에 속한 개개 구성원들이 선택을 해야 할 문제이다. 이 책의 목적은 그 선택지options를 분석하는 것이며, 이를 통해 문제에 대한 더욱 분명한 이해를 바탕으로 그러한 중요한 선택을 할 수 있도록 만드는 것이다.

제2장

# 무엇을 예방해야 하는가?

세상의 병리를 제거하려는 이들은 분명하고 이분법적인 용어로 상황을 보려는 경향이 있다. 의사는 사람들을 환자와 건강한 이로 구분하고, 사회개혁가와 정치가는 분명하게 한정할 수 있는 소수 집단이나 뚜렷이 구분할 수 있는 문제들에 관심을 집중한다. 윤리학자는 흑 아니면 백이라는 식의 이분법으로 구분하며, 복음주의자는 세상이 믿는 자들과 그렇지 않은 자들로 이루어져 있다고 본다. 하지만 어떤 선택에도 망설임과 불확실성이 수반된다.

## 아픈 개인들

아픈 개인들에 대한 관심은 예방의학에 대한 단순한 접근을 매력적으로 만든다. 우리는 아픈 개인들의 숫자를 줄이고 싶어 하며, 이들은 분명하게 한정할 수 있는 소수 집단을 이룬다. 이는 인구집단의 대부분은 정상이며 따라서 평화롭게 남겨두어야 한다는 것을 의미한다. 이러한 접근은 각각의 질병에 대해 세계가 단지 두 집단 ― 질병을 가진 사람과 그렇지 않은 사람 – 으로 구분된다는 의학적 진단의 전통적 원칙에 토대를 두고 있다. 따라서 어떤 환자가 배가 아파서 병원에 오면, 의사는 일련의 가능한 진단들(위궤양, 위암, 담석 등)을 생각해보고, 각각에 대해 단순한 판단, 즉 해당 질환이 있는지 없는지에 대해 '네' 혹은 '아니요'를 결정해야 한다. 이것이 진단 과정이다.

이렇게 단순한 질병 모형이 오랫동안 의학적 사고를 지배해왔다. 1954년, 조지 피커링George Pickering이 건강과 질병 사이의 분명한 구분이라는 개념은 자연계가 (요청받는다고 해도) 지지할 수 없는 의학적 가공물일 뿐이라는 혁명적 제안을 내놓을 때까지, 이는 거의 이론異論의 여지가 없었다(Hamilton et al., 1954). 당시 나는 그의 전공의로 일하고 있었다. 고혈압 분야의 세계적 전문가인 그가 고혈압이 식별 가능한 실체로 존재하는 것은 아니라고 주장했을 때, 이 저명한 교수에게 쏟아졌던 당혹스러운 눈길을 나는 지금도 기억하고 있다. 그 후 혈압의 분포에서 명백하거나 혹은 잘 드러나지 않는 이봉형bimodality을 증명해 보이려는, 그릇되지만 단호한 노력들이 이어졌다. 이후 여러 달 동안 이 논쟁은 《랜싯The Lancet》의 독자 칼럼을 주도했다. 하지만 마침내 피커링이 승리했다. 혈압이 '낮음'에서 점진적으로 '높음'까지, 실제로 모든 수준에서 분포한다는 것을 받아들이지 않을 수 없었기 때문이다(〈그림 2-1〉).

이러한 진실은 부정할 수 없었다. 하지만 그러한 사실이나 피커링의 강력한 옹호도 '질병 있음 혹은 없음'이라는 이분법적 믿음에 대한 의학의 근본적인 충성을 바꾸지는 못했다. 피커링은 나중에 다음과 같이 썼다.

〈그림 2-1〉 질병과 그 위험요인들은 범주형 현상이 아닌 양적 현상이다: 중년 남성 인구집단의 수축기 혈압 분포

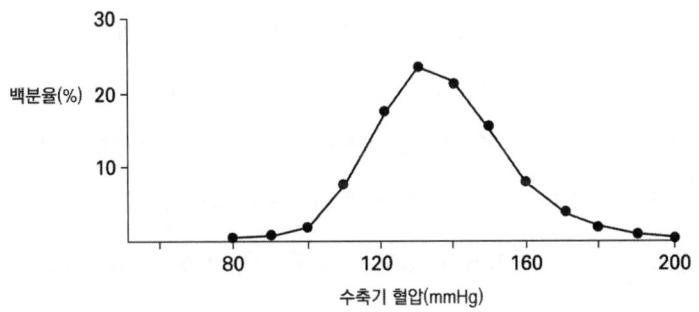

본태성 고혈압은 의학계가 지금까지 깨닫지 못했던 질병 형태로서, 질적인 것이 아니라 양적인 문제이다. 이는 의사들이 지금까지 교육받아온 통상적인 이분법적 사고에서 벗어나야 하는 것이기 때문에 이해하기 어렵다. 현 상황에서 의학은 둘까지만 셀 수 있고, 둘을 넘어가면 헤아리지 못하는 상태라 할 수 있다(Pickering, 1968).

그렇기에 피커링은 전투에서는 이겼을지 모르지만 전쟁에서는 패했다. 실제로 그는 고혈압의 본성에 대한 이러한 예리한 통찰력이 그 외의 수많은 건강과 사회 영역에서 광범위한 함의를 지닌다는 사실을 결코 깨닫지 못했다. 이 책에서 제시된 개념들은 그의 독창적인 관점에서 직접적으로 비롯되었다고 할 수 있다. 나는 그의 관점을 다른 영역으로 일반화하고, 예방 정책에 대한 타당성을 검토할 것이다.

## 질병 중증도의 연속성

역학 연구는 분명한 사례 정의를 요구하는 것이 일반적이다. 존 스노John Snow는 콜레라 환자의 숫자와 발생 위치를 확인하고 상수 공급원에 따른 발병률을 계산했기 때문에 콜레라가 오염된 상수 공급에 의해 전파된다는 것을 증명할 수 있었다. 그 후 대부분의 보건통계학과 역학적 연구들은 환자의 수를 헤아리는 것에 토대를 두고 있다. 이는 질병이 분명하게 정의될 수 있고, 정상과 구분될 수 있다는 가정에 의존하고 있다.

역설적으로 질병이란 실제로 범주형 혹은 질적 현상이라기보다 대부분 양적 현상이다. 그렇기에 질병의 자연적 정의란 존재하지 않는다는 것을 반복적으로 입증해 보인 것이 바로 역학 연구들이다. 피커링이 처음에 고혈압에서 증명해 보인 것이 이제는 예외라기보다 표준으로 받아들여지고 있다. 감염병 또한 분명한 '임상적 증상을 보이는' 환자부터 특별한 실험실 검사로만 확인되는 무증상 감염까지, 인구집단에서 가능한 모든 수준으로 나타난다. 암으로 지칭되는 임상질환은 일련의 평범한 변화들에서 드물게 나타나는 최종 단계라고 할 수 있다. 경미한 세포 이상metaplasia(화생)에서 시작해 더욱 분명한 전암 단계 dysplasia(이형성), 국소화된 암carcinoma in situ(상피내암), 그리고 국지적 침윤암에 이르기까지 암은 여러 단계에 걸쳐 존재한다. 또한 대뇌혈류의 장애는 전혀 증상이 없거나, 너무 가벼운 증상이어서 의학적 주의를 끌지 못하는 것에서부터 '일과성 뇌허혈'(아주 임의적으로 정의하자면, 24시간 내에 회복되는 뇌졸중)을 거쳐, 영구적 장애를 남기거나 극적으로 갑작스럽게 사망하는 사례까지 폭넓게 나타날 수 있다. 임신조차 자연적으로 정의되지는 않는다. 단순한 가능성(난자 쪽으로 헤엄치는 정자)으로부터 시작해, 수정된 난자, 자궁에 착상되는 단계(법적 정의), 생화학적으로 확인되는 임신, 임상적으로 분명한 임신, 확인 가능한 태아, 생장하는 태아, 그리고 결국 신생아에 이르기까지 여러 단계로 발전해간다. 따라서 '언제 새 생명이 시작되는가?'에 대한 대답은 자의적인 것이지 자연적 사실은 아니다. 심지어 사람과 유인원 간의 구분조차 자연적으로 뒷받침할 만한 것이 거의 없다.

노인성 치매는 분명한 실체로 널리 받아들여지고, 많은 연구들이 '알츠하이머병의 원인'을 찾기 위해 노력하고 있다. 하지만 노인의 인지기능에 대한 역학적 연구들은 '정상성'과 '치매'가 점진적으로 연결되어 있다는 것을 발견했다. 이는 '그 사람이 치매에 걸렸는가?'라고 묻기보다 '그 사람이 어느 정도나 치매인가? 그리고 왜 그런가?'라고 질문해야 함을 의미한다(Brayne and Calloway, 1988).

이러한 각 사례에서 자연은 이분법이 아닌 과정 혹은 연속성으로 나타난다. 예외는 매우 드물고, 그러한 사례들은 대개 발현성이 높은 단일우성유전자에 의한 극소수의 선천성 장애들로 한정된다. 예를 들어 누구도 '살짝만 난장이증'일 수는 없기 때문에 연골무형성 난장이증 achondroplastic dwarf을 인지하는 것에는 논란이 있을 수 없다. 이 경우는 있거나 없거나 둘 중 하나이다. 그러나 훨씬 많은 경우에서 단순한 유전적 장애조차 발현 정도는 다른 요인에 따라 크게 달라질 수 있다. 윌슨병의 유전형을 가진 이들 중 일부는 간기능 부전으로 일찍 사망하지만, 다른 이들은 구리 배출에 생화학적 이상이 있으면서도 겉보기에 건강한 삶을 이어간다. 거의 모든 질병이 유전적이든 나중에 걸린 것이든 다양한 수준으로 발현된다.

## 환자 정의

그런데도 환자를 정의하는 것은 분명히 현실적으로 필요하며, 그러한 필요성은 항상 인정되고 있다. 한센병 환자를 사회에서 추방하는 결정은 누가 환자이고 아닌지 구분할 수 있는 확실한 능력을 전제했다. 즉, 어느 방향으로든 실수의 가능성은 생각할 수 없었으며, 따라서 만일 '살짝만 한센병'인 경우가 있다는 것을 과거의 사람들이 알았더라면 매우 혼란스러웠을 것이다. 임신부의 산전 진찰에서 혈압이 높은지 아닌지를 결정하는 것에는 주저함이 없어야 한다. 혈압이 높으면 입원을 해야 하고, 그렇지 않으면 집에 갈 수 있기 때문이다. 이런 식으로 대부분의 임상적 결정은 이분법적이다 — 환자가 입원을 해야 하는지 집에 가도 되는지, 약을 주어야 하는지 말아야 하는지, 수술을 해야 하는지 안 해도 되는지. 분명한 결정은 분명한 진단을 전제로 한다.

이는 논리적으로 맞지 않는 상황을 만들어낸다. 질병의 중증도는 분명히 연속적으로 나타나는데, 그것의 관리에는 뚜렷한 구분 체계가 필요하다. 심각한 실수는 이분법적 진단의 사용 그 자체가 아니라, 그러한 과정을 단순히 조작상의 편의 때문이 아닌 자연적 질서인 것처럼 여기는 것이다. 관리 정책을 마련하기 위해서는 조사할 것인지 말 것인지, 입원시킬 것인지 집에 보낼 것인지, 치료할 것인지 말 것인지 등의 '네/아니요' 결정이 필요하다. 이러한 결정은 우리가 '진단'이라고 부르는 과정에 기초하고 있지만, 이것이 실제로 의미하는 것은 우리가 '치료할 사례'를 가려낸다는 것이지 질병 실체를 진단하는 것은 아니다.

정신과 의사가 '우울증 환자'라고 이름 붙은 개인들을 가려내지만, 이것은 실제로는 '항抗우울제 치료를 받아야 하는 환자'를 가려내는 것을 의미한다. 우울증 그 자체는 중증도가 매우 다양하며, 대부분의 경우는 정신과 의사의 치료가 필요 없기 때문이다.

만약 질병이 중증도의 전소 단계에 걸쳐 일어난다면 예방의학의 임무는 더욱 확장될 것이다. 의사들의 특정한 견해를 반영해, 우리의 역할을 단지 의학적 치료가 필요한 사람의 숫자를 줄이는 것으로 국한하는 것은 부적절하다. 외래 방문, 입원, 사망률 등에 대한 국가보건통계치를 향상시키는 것이 진정한 예방 성공의 중요한 척도가 되어야 한다. 그러나 그것만으로도 충분치 않다. 인구집단 질병 부담의 상당수는 의사들이 보지 못하는, 대규모의 불분명한 문제들에서 비롯된다는 점을 고려하지 못하기 때문이다. 예를 들어 우리는 협심증 연구에서 환자의 약 1/4만이 진단을 받은 적이 있다는 것을 발견했다. 표면에 드러나지 않은 막대한 질병 부담이 존재한다. 이것이 반드시 치료 가능한 것은 아니지만, 우리는 그 예방법을 찾아야 한다.

의사들은 급성 질환과 사망의 예방에 최우선 순위를 두는 반면, 대중들은 그들이 일상생활에서 어떻게 느끼고 장애를 경험하는지를 더욱 중요시한다. 이 두 가지 견해는 불건강에 대한 서로 다른 관점을 함축한다. 〈표 2-1〉은 다양한 국가들에서 건강 상태에 대한 주관적 인지와 객관적인 의학적 평가치를 대비해 보여주고 있다. 이 둘은 서로 다른 것을 측정한 것이기 때문에 반드시 어느 한쪽이 다른 쪽보다 더 타당하다고 이야기할 수는 없다.

예방의학은 질병과 불건강, 양측의 전체 스펙트럼에 관심을 가져야

〈표 2-1〉 자신의 건강을 '매우 좋다'고 여기는 사람들의 국가별 백분율과 평균 수명 비교

| 국가 | '건강이 매우 좋다'고 응답한 사람의 백분율(%) | 평균 수명(년) |
| --- | --- | --- |
| 아일랜드 | 48 | 71.6 |
| 미국 | 40 | 71.6 |
| 영국 | 39 | 72.4 |
| 스웨덴 | 38 | 74.2 |
| 오스트레일리아 | 36 | 73.2 |
| 프랑스 | 19 | 72.6 |
| 이탈리아 | 15 | 72.7 |
| 일본 | 9 | 75.9 |
| 구소련 | 3 | 65.1 |

자료: International Gallup Polls; World Health Organization(1989, 1990).

한다. 이환된 이들에게는 모든 수준이 다 중요하고, 경미한 단계가 중증의 시발점이 될 수도 있기 때문이다. 질병이라는 빙산의 눈에 보이는 일각을 두고 문제의 전체라고 생각한다면, 그것은 이해될 수도 적절하게 관리될 수도 없다.

## 위험의 연속성

〈그림 2-2〉는 혈압과 뇌졸중, 심근경색 위험 사이의 관계를 보여준다. 현재의 정책은 모든 성인이 혈압을 측정해야 하고 만일 이완기 혈압이 100mmHg를 넘으면 약물 치료를 고려하도록 정하고 있다. 이 정책은 상당히 많은 뇌졸중을 예방했다. 하지만 고高위험군에 해당하지 않는 사람들은 그들이 '정상'이기 때문에 걱정할 필요가 없다는 믿음을

〈그림 2-2〉 중년 남성의 수축기 혈압과 이후 18년간 치명적 관상동맥 질환 또는 뇌졸중 사망(연령 보정) 위험 사이의 관계(화이트홀 연구)

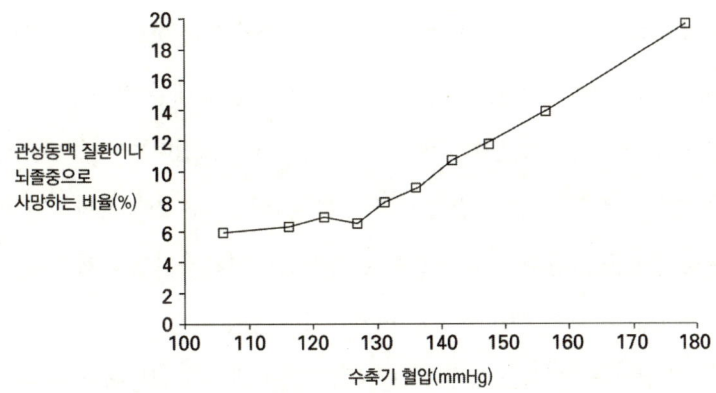

부추김으로써 해악을 끼치기도 했다. 〈그림 2-2〉는 이러한 믿음이 그릇된 것임을 보여준다. 피커링이 혈압의 연속성을 보여준 것처럼, 관련된 위험들도 관찰된 전체 영역에 걸쳐 점진적으로 증가하는 연속형으로 나타난다.

## 예방의 역설

단지 몇 건의 질병을 예방하기 위해 수많은 사람들이 주의를 기울여야 한다는 것은 예방의학이 지닌 공통된 아이러니라고 할 수 있다. 디프테리아가 만연했던 50년 전에도, 한 명의 사망자를 막기 위해 – 아무도 어떤 어린이가 죽을 운명인지 알 수 없었기에 – 수백 명의 어린이가 예방접종을 받아야 했다. 안전벨트가 운전자의 사망 위험을 반으로 줄인다고 가정해도, 특정한 개인이 그 정책으로 혜택을 받을 가능성은 수백 대 일이다. 어쨌든 다행스럽게도 우리들 중 길 위에서 사망하는 사람은 극소수에 불과하다. 이러한 공통적 현상을 '예방의 역설'(Rose, 1981)이라고 표현할 수 있다. 이는 지역사회에는 커다란 편익을 가져오는 예방 정책이 참여하는 각 개인에게는 거의 혜택을 주지 않는 현상을 가리킨다.

이런 골칫거리 역설은 사람들이 더 나은 건강에 대한 기대감 때문에 건강 교육에 좋게 반응할 것이라고 기대하기는 어렵다는 것을 의미한다. 중년 흡연자의 금연 결정 여부는 그의 20년 생존 가능성에 10% 미만의 영향을 미친다(Rose and Colwell, 1992). 마찬가지로 과체중 감소, 규칙적 운동, 버터 대신 소프트 마가린의 사용을 결정하는 것 − 각각의 신중한 선택 − 은 최소 향후 몇 년 동안 특정 개인의 건강에 아주 미미한 영향만을 미칠 것이다. 사람들은 일반적으로 조기에, 그리고 눈에 보이는 그럴듯한 혜택의 전망이 있어야 동기 유발이 된다. 건강 편익은 이러한 조건을 거의 만족시키지 못한다. 효과가 있을 수는 있지만 일부에게서만, 그리고 한참이 지나서야 그 효과가 나타나는 경향이 있다.

다행히 이것이 보건 교육에 가망이 없다는 것을 뜻하지는 않는다. 다만 보건 교육 메시지를 받아들이는 것은 더 나은 건강에 대한 머나먼 희망보다는 다른 매력에 달려 있다는 것을 의미한다. (사회적인) 금연 노력은 몇 년 전만 해도 정상이라고 여겨지던 습관을 이제는 (심지어 흡연자들조차) 대부분 못마땅하게 여기도록 대중의 태도에 급진적 변화를 가져왔다. 이러한 변화의 동기는 의학적인 것이라기보다 사회적·심리적인 것이다. 담배를 끊은 사람은 높아진 자존감과 사회적 인정에 의해 즉각적으로 보상을 받기 때문이다. 해로운 건강 습관은 건강에 대해 대개 미미하고 머나먼 시점의 위험을 초래하지만, 자기 존중감에 대해서는 즉시 깨달을 수 있는 해를 끼치기도 한다.

**집단적 조치와 개인적 조치**

어떤 예방적 조치들은 태생적으로 집단 규모에서만 적용이 가능하다. 예를 들어 수돗물 불소화 같은 공공 서비스나 대기 오염의 법적 규제 같은 환경 정책이 여기에 해당한다. 대중매체를 통한 건강 교육도 필연적으로 무차별적이다. 그 반면 개인 수준에 적용되는 예방 조치들(예방접종이나 안전벨트 같은 사례들)은 단지 소수에게만 편익이 돌아가기 때문에 모든 사람에게 예방 조치를 제공하는 것은 비효율적이다.

더욱 효율적인 예방 정책을 추구하다 보면 고위험 전략high-risk strategy으로 이어지기 마련이다. 이는 질병이 발생할 가능성이 가장 높다고 생각되는 개인들에게 노력을 집중하는 것이다. 이를 통해 도움이 필요치 않거나 그로부터 혜택을 받지 못하는 사람들에게도 간섭을 해야 하는 집단적 접근법의 낭비를 피할 수 있다.

예방에서 고위험 전략을 채택한다는 것은 정상으로 간주되고 그래서 특별한 주의가 필요치 않은 다수로부터 특별한 문제가 있는 소수를 분리해야 한다는 것을 의미한다. 이러한 조치가 사리에 맞는지에 대한 판단은 구분 가능한 소수에게 특정 위험을 실제로 국한할 수 있는지 여부에 달려 있다. 그러나 이러한 방식으로 분별을 해내는 우리의 능력은 제한적일 수 있다. 개인의 복지에 대한 관심은 특정 사람들에게 득이 될 수 있다. 하지만 전체 공공의 건강에 대한 관심은 우리를 다른 방향으로 이끌 수 있다. 우리는 고위험 전략에서 정상으로 구분되는 상당수의 사람들에게 해당하는 작은 위험이 지닌 의미를 파악해야 한다. 그들 중 어느 누구도 눈에 띌 만큼 위험이 높지는 않지만, 인구집단에서 수많은 환자의 발생으로 나타날 수 있다. 예방의 인구집단 전략population strategy은 위험이 인구집단 전체에 걸쳐 널리 퍼져 있는 곳이라면 어디에서나 필요하다.

## 예방에 대한 통합된 접근

예방에 대한 임상적 접근 또는 고위험 접근은 질병과 위험의 가시적인 부분에만 주목하는 경향이 있다. 그래서 마치 그것이 문제의 전부인 양 이해하고 관리하려고 하면서, 전반적으로 인구집단 상태와의 통합적 연계를 깨닫는 데에는 실패하고는 한다. 반대로 공중보건이나 환경보호주의자의 접근법을 취하는 이들은 종종 의사들과 의료화를 의심하고, 자신들을 주류 의학, 직접적인 질병 경험, 타당한 생물학적 통찰력으로부터 고립시켜왔다.

이어지는 다음 장들에서는 예방의 고위험 전략과 인구집단 전략의 원칙과 관련 문제들, 각각의 장단점들을 살펴볼 것이다. 최종적으로 결론은 예방의학이 그 둘을 모두 껴안되, 둘 중에서 인구집단 전략에 좀 더 힘을 실어야 한다는 것이다.

제3장

# 위험과 폭로요인의 관계

## 용량 - 효과 관계

   용량 - 효과 곡선의 모양은 질병 관리 대책을 기획할 때 결정적인 역할을 한다. 〈그림 3-1〉은 네 가지의 가능성을 일부 사례와 함께 도식화해서 보여주고 있다. 네 가지 각각은 매우 다른 정책적 함의를 갖는다.

   〈그림 3-1 (a)〉의 경우, 폭로요인은 어떤 높은 수준에 이르기 전까지 전혀 악영향을 나타내지 않다가, 이 수준을 넘어서면 급격히 위험을 증가시킨다. 이를테면 안압의 사례가 그렇다. 안압은 아무런 문제 없이 넓은 범위에 걸쳐 변이를 나타내지만(이른바 '정상 범위'), 어떤 결정적인 수준을 넘어서면 녹내장(예방 가능한 실명의 가장 흔한 원인 중 하나) 발생률이 급격히 증가한다. 이는 빈혈, 그리고 이와 관련된 증상들에도 동일하게 적용된다. 가벼운 빈혈로는 분명한 문제가 생기지 않는다. 따라서 혈색소를 '정상' 수준으로 올리기 위해(이를테면 10g/dl에서 14.8g/dl까지) 철분 제제를 복용한다고 해도 득이 되지 않는다(Elwood, 1973). 증거가 충분치는 않지만 혈중 알코올 농도와 교통사고 발생 위험 간의 관계를

〈그림 3-1〉 폭로요인과 원인, 질병 발생 위험 사이의 네 가지 가능한 관계를 보여주는 도식화된 모형

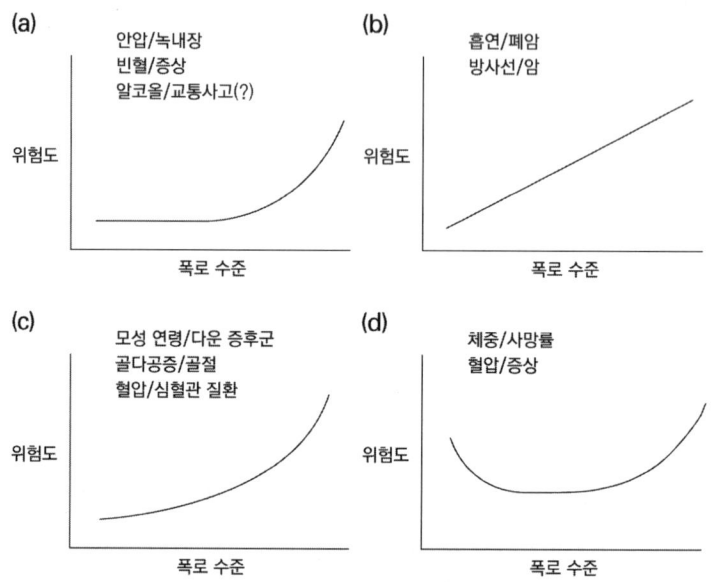

기술할 때에도 이러한 형태의 곡선을 적용할 수 있다. 이는 혈중 알코올 농도가 '법적' 한계치를 초과하는 운전자는 처벌하고, 그보다 낮은 수준에 대해서는 눈을 감아주는 근거가 된다(노르웨이 같은 일부 국가에서는 혈중 알코올이 검출되는 모든 운전자를 처벌한다. 아마도 이는 용량-효과 곡선에 대한 견해가 달라서라기보다 음주운전 방지의 목적 때문인 것으로 보인다).

〈그림 3-1 (b)〉에서는 폭로의 전 범위에 걸쳐 직선형의 용량-효과 관계가 나타난다. 어떤 폭로 수준이든 유해한 것으로 간주되며, 폭로된 용량에 단순 비례해 악영향이 증가한다. 이러한 사례로는 흡연과 폐암의 관계를 들 수 있다. 비흡연자에 비해 흡연자의 폐암 발생 초과 위험

은 하루에 피우는 담배 개피 수와 비슷하며, '간접' 흡연을 통해 흡입한 극소량의 용량조차 작지만 실질적으로 폐암 발생을 증가시킨다(담배제조회사는 경악하겠지만). 위해에서 벗어나려면 폭로를 중단시켜야 한다.

역치가 존재하지 않는 직선형 관계는 방사능 폭로에 대한 예방 대책을 마련하는 이론적 근거로도 받아들여지고 있다. 방사능 폭로에서 안전한 용량이란 존재하지 않으며, 방사능에 의한 암 발생 위험은 전체 폭로 범위에 걸쳐 점진적으로 증가하는 것으로 보인다. 다시 한 번 강조하자면, 이 경우 이상적인 정책이란 회피할 수 있는 모든 폭로를 완전히 제거하는 것이다. 그러나 그 대가는 엄청나다. 그것은 핵 관련 산업뿐 아니라 의료용 엑스선 촬영까지 포기해야 한다는 것을 의미하기 때문이다. 이는 '받아들일 수 있는 위험acceptable risk' 수준의 결정이라는 매우 모호한 개념을 등장시켰다.

최대 허용 폭로 용량에 대한 기준을 정하는 규제들이 급증하고 있다. 이는 일하는 작업장, 식품 첨가물이나 오염물, 환경이나 상수 공급에서의 불순물, 플라스틱의 잔여 단량체, 그 밖의 수많은 유해요인에 해당한다. 이때 이러한 기준이 역치(그 이하에서는 위험이 전혀 없다고 가정하는)에 해당하는지(〈그림 3-1 (a)〉), 혹은 실제 관계에 역치가 존재하지 않는다고 가정했는지(〈그림 3-1 (b)〉) 명확히 구분하는 것이 중요하다. 후자의 경우, 건강에 대한 염려와 경제적·사회적 비용 사이에 타협할 수밖에 없었음을 숨김없이 알려야 한다. 대중은 흔히 정해진 기준치 이하의 폭로는 안전하다고 믿는다. 하지만 실제로는 그 이하에서도 여전히 위험은 존재하며, 그저 당국이 '받아들일 수 있다'고 정한 기준이 존재하는 것일 뿐이다. 안타깝게도 우리는 종종 〈그림 3-1 (a)〉나 〈그림

3-1 (b)〉 중 어떤 모형에 해당하는지 알지 못한다. 따라서 '받아들일 수 있는' 폭로 수준을 결정하는 것은 다시금 타협을 수반할 수밖에 없으며, 이를 대중에게 알려야 한다. 잠정적 위험 possible risk이라 해도 여전히 위험은 위험이다.

〈그림 3-1 (b)〉 같은 직선형 관계는 대개 자료의 불충분함 때문에 벌어진 과도한 생략에서 비롯된 것일 수 있다. 이보다는 〈그림 3-1 (c)〉 같은 약간의 곡선형 관계일 가능성이 더 크다. 하지만 이를 입증하기 위해서는 상당한 규모의 자료가 필요하다. 이러한 관계에 해당하는 사례는 매우 많다. 다운 증후군의 발생률은 모성의 연령이 높을수록 전 범위에 걸쳐 높아진다. 하지만 약 30세 미만에서 그 기울기는 매우 작다. 흔히 선별검사 정책은 이를 결정적 수준으로 간주한다. 이는 합리적인 판단이라 할 수 있다. 고연령군에서 위험이 높아지는 것이 사실이고, 모성의 연령이 낮은 경우 위험이 전혀 없는 것은 아니지만 매우 낮기 때문이다.

고령 인구에서 대퇴골 경부 골절이 놀랄 만큼 증가하고 있다는 사실 때문에, 사람들은 그 위험요인인 골다공증의 역할에 주목하게 되었다. 그 관계는 거의 지수적인 exponential 것처럼 보인다. 물론 가장 단단한 뼈는 부러질 가능성이 매우 낮다. 개인의 골절 위험을 우려해야 하는 경우는 골다공증이 매우 심한 때뿐이다. 비슷한 관계가 혈압 또는 혈중 콜레스테롤과 심장 질환이나 뇌졸중 사이에도 존재한다.

여기에는 예방 전략에 대한 두 가지 함의가 존재한다. 고위험에 처한 개인들이 존재하며, 가능하다면 이들에게 도움을 주어야 한다. 하지만 대다수의 사람들은 그 크기가 작고 잠재적으로 회피 가능한 문제에 폭로되는데, 그들의 폭로 수준도 되도록 낮추어야 한다는 것이다.

〈그림 3-1 (d)〉는 좀 더 복잡한 상황을 나타낸다. 이는 '중용이 좋고, 극단적인 것은 나쁘다'는 대중적인 일반 개념과 잘 들어맞는다. 이 경우, 우려할 것이 없는 중앙의 넓은 밴드 부분이 존재하고, 어느 쪽으로든 극단에 위치한 일탈자들 사이에서는 위험이 증가한다. 예를 들면 성인에게 '이상적 체중'이란 존재하지 않지만, 만족스러운 체중의 범위는 존재한다. 사망률은 뚱뚱한 사람들에게서만 높은 것이 아니라, (비록 그 정도는 약하지만) 심하게 마른 사람들에게서도 높다. 이는 출생체중과 주산기 사망률 사이의 관계에도 대략 들어맞는다. 작은 출생아의 운명도 나쁘지만, (비록 그 정도는 미약해도) 매우 큰 아기도 비슷한 상황에 처한다. 즉, 출생체중에 따라 두 가지 상이한 고위험군이 구분된다. 따라서 전체 분포의 이동을 통해 평균 출생체중을 증가시키는 정책은 이론적으로 약간의 이득뿐 아니라 다소간의 손실도 동반하게 된다.

영국 의사들은 낮은 혈압이 사람들을 피곤하고 약하게 느끼게 한다는 프랑스 의사들의 믿음을 오랫동안 무시해왔다. 하지만 최근의 증거들은 프랑스 의사들의 견해를 지지하는 방향으로 가고 있다. 원인적 연관성은 아직 입증되지 않았지만, 최소한 연관성이 존재하는 것만은 분명한 듯하다(Wessely · Nickson · Cox, 1990). 낮은 혈압 때문에 발생할 수 있는 건강 부담은 높은 혈압 때문에 일어나는 뇌졸중이나 심장 질환과 비교해보면 분명히 작다. 하지만 인구집단에서 혈압의 전반적 수준을 낮추는 것을 목표로 하는 정책을 두고 논쟁한다면, 이는 고려해야 할 부분이다. 그러한 정책은 피로한 사람들의 숫자를 증가시킬까? 만일 그렇다면 어느 정도로?

## 연구의 제한점들

대부분의 훌륭한 연구들은 지적 호기심에서 시작된다. 학문의 진보 그 자체가 훌륭한 일이며 또한 훌륭함으로 이끄는 주된 자극이지만, 사람들은 종종 학계와 실제 결정, 실생활 사이의 소통이 더 나아지기를 희망한다. 특히 '공중보건 역학' 같은 응용 역학에 대해서는 더 큰 지지가 필요하다.

학술연구기금 위원회가 지원 과제를 심사하며 제기하는 첫 번째 질문은 '연구 가설이 명확하게 기술되었는가?'와 '가설의 오류 여부를 이 연구가 보여줄 수 있는가?'이다. 연구 결과는 특정 폭로요인이 질병과 연관이 있다 혹은 없다, 또는 특정 처치가 효과적이다 혹은 아니다를 나타내는, (통계적으로) 유의하거나 그렇지 않은 결과 중 하나로 나타날 것이다. 효과의 실제 크기는 흔히 (원인에 대한) 비교 위험도 또는 (중재에 대한) 비례적 편익의 측면에서만 추정된다.

이 모든 것은 건강 정책의 세계에서 완전히 동떨어져 있다. 의사 결정에는 비교 위험도가 필요한 것이 아니다. 사소한 위험은 두 배가 되어도 여전히 미미하지만, 흔한 위험이 두 배가 되는 것은 걱정할 만한 상황이기 때문이다. '비교 위험도'는 연구자들에게만 중요하다. 정책 결정은 절대적 척도를 필요로 한다. 중재 효과를 기술하는 데에도 동일한 상황이 적용된다. 드문 질병을 10% 감소시킴으로써 얻는 이득은 작지만, 흔한 질병을 비슷한 정도로 감소시킬 수 있다면 이는 커다란 진전이라 할 수 있다. 우리가 정책을 결정하기 위해 알아야 하는 것은 단순히 '효과가 있는가?'(답은 '네' 혹은 '아니요')가 아니라, '그 효과가 얼마나 큰가?'이다.

불행하게도 유용할 만큼의 정밀도로 효과 크기를 추정하려면 종종 매우 큰 규모의 연구가 필요하다. 우리는 영국 원자력 에너지청 종사자들을 대상으로 사망 조사를 시행한 적이 있다(Beral et al., 1985). 우리는 저低선량 방사선이 사망에 미치는 효과를 측정하기 위해 3만 9,546명의 노동자들을 평균 16년 이상 추적 관찰한다는 계획을 세웠다. 하지만 이렇게 대규모 조사를 실시했는데도 결과에서 도출된 통계적 신뢰구간은 상당히 넓었다. 그래서 우리는 국제 방사선 보호기구가 정한 기준이 너무 높은지, 아니면 15배나 낮은지 결론을 내릴 수가 없었다.

이 사례는 전반적인 효과의 강도를 추정하는 것, 더구나 상대적인 고강도 폭로군에서조차 이것이 어렵다는 것을 보여준다. 사람들은 용량-효과 곡선의 형태를 측정하는 연구, 또는 자연환경 상태의 폭로처럼 아주 낮은 수준의 폭로에 대한 역치 효과를 찾아내는 난해한 연구를 상상하기도 한다. 루빈과 게일(Lubin and Gail, 1990)은 라돈에 대한 자연 폭로와 폐암 초과 발생의 관계가 직선형인지 곡선형인지 확인하기 위해 필요한 환자-대조군 연구의 조건을 탐색했다. 그들의 계산 결과에 따르면 자그마치 2만 4,054명의 폐암 환자가 필요했다! (물론 코호트 연구로 한다면 훨씬 많은 숫자가 필요하다.) 어느 누가 '……이러한 계산 결과는 이 질환(현상)에 대한 역학적 연구가 현실적이지 않다는 것을 뜻한다'는 그들의 결론에 반대할 수 있을까? 그들은 '귀무가설과 대립가설 사이의 차이가 작기 때문에 막대한 규모의 연구 대상자들이 필요하다'고 했다. 만일 직선과 곡선을 구분하는 것이 이렇게 어렵다면, 곡선을 그리기 위한 실제 값을 계산하거나 매우 낮은 폭로 수준에서 단계 혹은 역치가 존재하는지 확인하는 것은 완전히 불가능하다고 할 수 있다. 하지만 이것이야말로 (폭로 허용량 설정 같은) 중요한 문제에 대한 공중보건 정책 결정에서 견고한 과학적 근거를 갖기 위해 우리가 알아야 하는 것이다.

결론은 우리를 낙담하게 만든다. 올바른 규제 정책의 선택은 〈그림 3-1〉에 제시된 상황들 중 실제로 어디에 해당되는지 아는 것에 달려 있다고 이야기하기는 했지만, 이 중요한 질문에 언제나 답할 수 있는 것은 아니라는 점을 인정하지 않을 수 없다. 우리가 기자회견을 통해 원자력 에너지청 연구에 대한 결론을 발표하자 기자들은 즉각 질문했다. "언제쯤 실제 결론을 얻게 됩니까? 어떤 추가 연구가 있어야 합니까?" 언론매체도, 대중들도 결정적으로 중요한 몇몇 질문에 대해 현재나 가까운 미래에 답을 찾아낼 수 없다는 사실을 이해하지 못했다. 과학 전문가와 정책 결정자들을 포함해, 우리 모두는 불확실성과 함께 살아가는 방법을 배울 필요가 있다. 불행하게도 인류는 과도한 불확실성은 견디지 못한다.

### 건초더미 속의 바늘

직업상 염화비닐 단량체에 폭로되는 경우, 간肝에 혈관육종이 발생한다. 간의 혈관육종은 이 특별한 폭로요인 없이는 매우 드물게 발생하기 때문에, 둘 사이의 연관성을 확인하기란 어렵지 않다. 만일 혈관육종이 흔한 암이었다면 상황은 매우 달랐을 것이다. 직업적 폭로에서 비롯되는 위험한 결과는 같겠지만, 다른 사례들의 건초더미에 묻혀버렸을 것이다.

어떤 질환의 기저 발생률을 1이라고 가정해보자. 드물지만 강력한 어떤 원인에 폭로된 사람들의 발생률이 9만큼 높아진다면 새로운 발생률은 10이 된다. 즉, 이 질환의 발생률은 10배 증가하는 게 되고, 환자-대조군 연구를 통해 문제를 파악하기가 쉬워진다. 이제 기저 발생률 수준을 1이 아니라 50이라고 가정해보자. 강력하지만 드문 원인 때문에 초과로 발생하는 위험이 앞서와 같다고(즉, 9만큼 증가) 가정한다면, 발생률은 59가 되지만 비교 위험도는 1.2에 채 못 미친다. 공중보건상의 문제는 이전과 완전히 동일하지만, 이 특정한 위험요인의 효과를 확인하기는 어려워졌다. 다른 근거가 없는 상황에서 비교 위험도가 1.5보다 작은 위험요인이 원인으로 확인되는 경우는 좀처럼 드물기 때문이다. 이는 대규모 연구를 통해 극복할 수 있는 통계적 검정력의 문제가 아니다. 다른 요인 때문에 발생하는 사례들이 많은 경우, (우리가 찾고 있는) 진정하고 중요한 효과를 확인하기 어렵다는 것이 문제의 본질이다.

(단지 가정이지만) 수돗물 불소화가 위암 발생률을 1% 증가시킨다고 가정해보자. 이는 영국에서 수돗물 불소화로 인해 매년 100명이 더 사망하게 된다는 것을 의미한다. 하지만 이러한 증가는 확인하기 어렵다. 독특하고, 따라서 눈에 잘 띄는 결과를 초래하는 위험요인과 달리, 이미 흔한 질환의 빈도를 약간만 증가시키는 위험요인을 확인하고 통제하기는 상당히 어렵다.

모순적이기는 하지만 확인 가능성에서의 이러한 차이는 정반대로 나타나는 관습적 가치판단 경우에서의 차이와 짝을 이룬다. 만일 어떤 문제가 흔하고 오래된 것이라면 사람들은 그 문제가 크더라도 받아들이는 경향이 있다. 사람들을 놀라게 하는 것은 예외적이거나 새로운 사건들이다. 도로 교통사고 때문에 사망하는 사람이 비행기 추락 때문에 사망하는 사람보다 훨씬 많다. 하지만 공적인 조사는 후자의 경우에만 시행된다. 암을 유발하는 인공 방사선원의 심각성은 전반적으로 과소평가되고 있다(특히 방사선 산업에 의해). 이는 자연 방사선의 총폭로량이 훨씬 크기 때문이다. 내 다리가 부러졌을 때 다른 사람 1,000명도 비슷하게 다리가 부러졌다고 해서 내 문제가 사소해지는 것은 아니다. 문제의 크기는 그 자체로 실체이며, 각각의 위해요인은 그 자체로 고려될 필요가 있다.

## 작지만 만연한 위험: 공중보건의 재앙?

혼하지는 않지만 심각한 위험에 대한 폭로 상황을 고려했다면, 이제는 반대로 개별적으로는 작지만 다수가 위험에 폭로되는 상황을 생각해보자.

어떤 특정한 날에 교통사고를 당할 위험은 무시할 만한 수준이기 때문에 사람들이 차에 오를 때마다 교통사고를 걱정하지는 않는다. 얼마나 낮은 수준의 위험이라야 무시할 만하다고 할 수 있을까? 일견 이는 통계의 문제가 아니라 인식의 문제라 할 수 있다. 도로에서 심각한 사고 현장을 목격한 대부분의 운전자들은 한동안 속도를 낮추어 운행한다. 가까운 친지가 폐암에 걸린 것을 보고 흡연자들은 금연을 결심하기도 한다. 이는 보건 교육이 효과를 거두려면 단순히 정보를 전달하기보다 인식을 예민하게 만들어야 한다는 것을 시사한다. 하지만 이는 곧 한계에 부딪히기도 한다. 개인 스스로의 경험에서 구체화되지 않은 위험은 심각하게 받아들여지지 않을 가능성이 높기 때문이다.

이러한 실용적 태도는 우리를 항구적 불안으로부터 보호해주며, 동시에 이론보다는 경험에 우위를 부여한다. 이러한 태도가 현명한 것이기는 하지만, 공중보건 증진이라는 우리의 바람에 비추어본다면 상당히 나쁜 소식일 수 있다. 수많은 사람들이 매일 자신의 차를 운전하고, 거의 모두가 안전하게 집으로 돌아가기 때문에, 어느 누구도 특정 시점에 자신이 교통사고를 당할 것이라고 예상하지 않는다. 따라서 도로에서 발생하는 사망과 손상이라는 중요한 문제에 대해 어떤 개인적 책임감을 느끼는 사람은 거의 없다. 문제의 존재는 알지만, 그것은 개인적이라기보다 이론적이고 나와는 먼 것이다.

일반적인 반응은 무시하기 어려운 위험에 폭로된 고위험 집단에 노력을 집중하는 것이다. 이를테면 (교통사고와 관련해) 음주 운전자들, (관상동맥 질환과 관련해) 고콜레스테롤 혈증 환자들, (다운 증후군과 관련해) 고령 산모들, (암을 발생시킬 수 있는) 과도한 방사선에 폭로된 이들처럼 말이다. 이 경우, 위험이 동떨어진 것이 아니라는 것을 모든 사람이 알기 때문에 메시지는 훨씬 설득력이 있다. 이러한 접근법은, 작지만 만연한 위험 때문에 발생하는 공중보건 문제에 대한 해결책을 제시할 수 없다는 점을 빼고는, 그것이 원래 의도하는 바에 대해 비난받을 이유가 없다.

## 콜레스테롤 문제

〈그림 3-2〉는 세계 최대의 코호트 연구인 '다중위험요인 중재시험 the Multiple Risk Factor Intervention Trial' 참여 여부를 결정하기 위해 검사

〈그림 3-2〉 40~59세 남성의 연령 보정 관상동맥 질환 사망률(점선)과 혈청 콜레스테롤 농도의 유병률(막대)

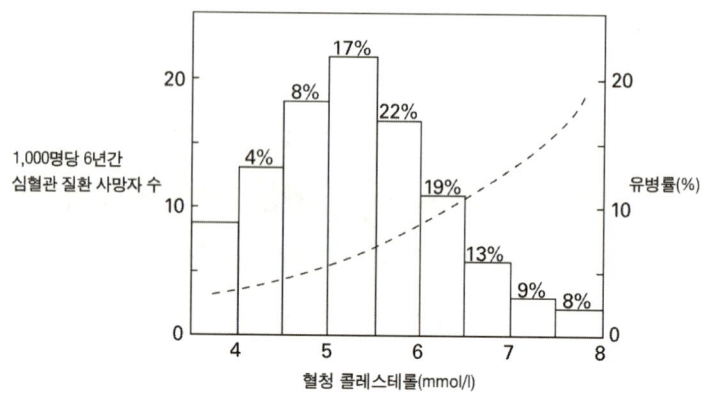

주: 막대 위의 숫자는 해당 콜레스테롤 수준에서 그로 인해 나타나는 사망자의 백분율.
자료: Martin et al. (1986).

를 받은 남성 36만 1,662명의 사망 조사 자료에서 얻은 결과이다(Martin et al., 1986). 그림은 세 가지 사실을 보여준다. 첫째, 막대그래프는 첫 검사에서 측정된 혈청 콜레스테롤의 분포를 나타내는데, 가장 흔한 값은 5~5.5mmol/l(194~213mg/dl) 정도가 된다. 다음으로, 점선으로 된 곡선은 치명적인 심장발작의 발생률이 혈청 콜레스테롤 수준이 높아짐에 따라 어떻게 급격히 상승하는지 보여준다. 만일 콜레스테롤이 낮았더라면 생존했을 심장마비 사망자 약 50명 중 한 명은 가장 높은 수준의 콜레스테롤 값을 보이고 있다. 이러한 개인적 위험은 결코 경시할 만한 수준이 아니지만, 다행히 그러한 폭로의 유병률은 단지 2%에 불과하다.

이것이 전통적 또는 개인을 중심에 둔 역학적 접근방법이다. 하지만 우리는 전체로서 인구집단 대상의 문제에도 주목할 필요가 있다. 관상동맥 질환에서 비롯된 6년 동안의 사망률은 1,000명당 7.3명이었다. 만일 콜레스테롤이 낮은 이들이 보여준 훨씬 낮은 사망률(1,000명당 3명)이 모든 사람에게 적용된다면, 관상동맥 질환으로 인한 사망자 수는 절반으로 줄어들 것이다. 이는 전체 인구집단에서 콜레스테롤과 관련된 문제의 총 크기를 말해준다. 이제 총 사망이 콜레스테롤 수준에 따라 어떻게 분포하는지 물을 차례이다. 〈그림 3-2〉의 막대 위에 표시된 숫자는 이를 보여준다. 놀랍고 매우 중요한 결과가 드러난다. 그토록 걱정스럽던 고콜레스테롤 혈증을 가진 개인들의 문제는 콜레스테롤 때문에 일어나는 치명적 심장발작 전체 건수의 8%에 지나지 않는다. 개인적 위험은 높지만, 다행히 이러한 폭로 수준은 상대적으로 소수의 사람들에게만 해당하기 때문이다. 문제의 훨씬 더 큰 부분은 분포의 중앙 또는 약간 윗부분에 해당하는 영역에서 발생한다. 여기에서 개인별 초과 위험은 작고, 해당 개인들에게 이는 무시할 만한 것으로 보일 수 있다(약 300명 중 1명의 초과 사망). 하지만 많은 사람들이 이러한 수준에 폭로되기 때문에 그 효과는 크다.

이는 예방의학의 가장 근본적인 원리들 중 하나를 분명하게 보여준다. '작은 위험에 폭로된 많은 사람들이 고위험에 폭로된 소수의 사람들에 비해 훨씬 많은 사례를 만들어낸다.' 이 원리가 적용되는 어디에서든, 고위험 예방 전략은 문제의 주변부만을 다루게 되며, 적용 대상을 확대할 때에만 성과의 개선이 가능하다. 콜레스테롤 사례의 경우, 인구집단의 절반까지 (관리의) 대상을 확대하더라도 콜레스테롤 때문에 발생한 사례들의 상당 부분을 여전히 놓친다. 위험요인에 대한 폭로가 집단적인 경우(그것이 비록 낮은 수준이라 해도), 집단적인 통제 수단이 필요하다. 그리고 이는 변화로부터 (늘 그런 것은 아니지만) 이득을 얻지 못하는 많은 사람들의 위험을 감소시킬 수 있는 어떤 방법을 찾아야 한다는 것을 의미한다(이 책 35쪽 '예방의 역설').

여기에서 지역사회 차원의 변화를 요구하는 집합적 이해와 자신이 얻을 편익이 무시할 만한 수준이라고 여기는 다수의 관련자가 지닌 이해 사이에 갈등이 생길 수 있다('무시할 만한 편익' 개념은 '무시할 만한 위험'에 상응하는 것으로 동일한 문제를 제기한다. 이 책 48쪽). 이러한 상황은 엄청난 거액의 상금이 걸려 있지만 그 당첨 기회가 너무 희박해서 사람들이 구태여 참여하려 들지 않는 복권과 비슷하다. 건강이라는 상금은 삶과 죽음을 가르는 차이일 수 있다. 하지만 어떤 특정 개인에게 영향을 미치는 통계적 기회가 매우 작고 희박하다면, 사람들은 구태여 신경 쓰고 싶어 하지 않을 것이다. 그러나 만일 그들이 기꺼이 하기만 한다면, 예방은 효과적일 수 있다.

### '우울증 기운'

의사에게 우울증이란 진단명을 뜻하며, 진단은 치료가 필요치 않은 '정상' 집단에서 치료가 필요한 뚜렷한 일탈군을 구분해내는 것이다. 하지만 일상적 대화와 경험에서 우울증의 의미는 매우 폭넓다. 어느 시기에 누구나 약간 우울함을 느끼지만, "그러한 문제에 대해 환자 스스로 보살펴야 한다"라는 『맥베스Macbeth』(5막 3장) 속 의사의 견해에 의사나 일반인 모두 비슷하게 동의할 것이다.

우울증에 대한 역학적 연구는 표준화된 증상 일람표를 사용하며 그 결과들을 합쳐 점수를 낸다. 개인들에게 IQ 점수를 부여하기 위해 지

〈그림 3-3〉 우울증에 대한 인구집단 조사 결과

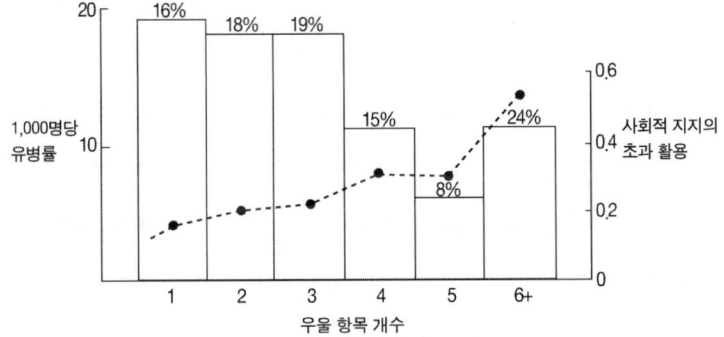

주: (1) 우울 증상의 개수별 유병률(막대)은 (2) '우울 증상이 없다'고 여겨지는 점수 이상에서 사회적 지지의 초과 활용(점선) 및 (3) 다른 수준의 우울 증상에서 비롯된 전체 초과 위험(막대 위의 숫자)에 비례한다는 것을 보여준다.

능 검사를 사용하는 것처럼, '전혀 우울하지 않은' 상태에서 '자살 가능한' 상태에 이르기까지 연속선상에 각 개인들의 위치를 정하기 위해 이러한 점수를 활용하는 것은 자연스러워 보인다. 그러나 정신의학자들은 이런 방법을 쓰지 않는다. 그들은 특정 점수 이상에 해당하는 개인들을 '치료 대상'으로 구분할 수 있도록 임의적인 기준을 설정하는 것을 좋아한다. 이제 이러한 사례들의 유병률은 보고하되, 기준으로 삼은 임의적 점수 이하에 존재하는 광범위한 분포에 대해서는 거의 관심을 보이지 않는다. 이러한 접근 방식 때문에 인구집단의 정신보건에 대한 우리의 지식 발전이 가로막혔다고 할 수 있다.

여기에는 몇 가지 주목할 만한 예외가 있다. 〈그림 3-3〉은(〈그림 3-2〉와 같은 양식) 미국의 한 연구 결과(Brenner, 1985)를 보여준다. 이 연구에서 사용한 우울증 조사표는 우울증에 해당하는 각 증상들(예를 들어 '아침 일찍 잠이 깬다', '일과 중에 감정 기복이 있다' 등)의 유무를 기록하게

했다. 그림에서 막대의 높이는 증상이 있다고 답한 항목의 개수에 해당하는 사람들의 분율을 나타낸다. 통상적으로 6개 이상의 증상이 있는 경우 정신과 의사들은 '우울증 환자'로 간주하는 경향이 있다. 하지만 혈압(〈그림 2-1〉)이나 혈청 콜레스테롤(〈그림 3-2〉) 사례에서처럼, '건강한 상태'와 '병적 상태'가 뚜렷하게 구분될 수 있는 것은 아니다(6개 이상의 증상을 가진 집단에서 최고점이 나타난 것은 단순히 그 이상 점수에 해당하는 이들을 모두 합했기 때문이다).

'우울증 기운'이 문제가 될까? 브레너B. Brenner는 우울증 점수를 사회적 지지의 초과 활용의 확률(그림에서 점선으로 표현)과 연계함으로써 이 질문에 답하고자 했다. 분명히 그 답은 '네'라고 할 수 있다. 사회적 지지의 초과 활용은 우울증 점수가 올라갈 때마다 증가했기 때문이다. 이러한 방법을 사용한다면, 단 두 개의 증상만 있는 이들도 한 가지 문제만 있는 이들에 비해 기능적으로 떨어진다고 할 수 있는데, 이 두 집단은 모두 '우울증 환자'로 불릴 만한 상황은 절대 아니다. 위험요인(콜레스테롤)의 분포와 관련해 〈그림 3-2〉가 보여준 것은 다양한 건강 결과 척도들에도 적용될 수 있을 것이다. 평균적으로 건강한 것보다는 매우 건강한 것이 더 좋다.

이는 브레너의 연구에서 얻은 결과들을 개인들에게도 적용할 수 있다는 것을 보여준다. 그렇다면 지역사회 질병 부담에 대해서는 어떤 의미가 있을까? 이는 〈그림 3-3〉 막대그래프 위의 숫자로 나타낼 수 있다. 이는 우울증 점수의 각 단계에서 발생한 우울증 관련 장애 전체의 분율을 표시한다. 명백하게 장애가 있는 고득점자들('환자들')은 지역사회 질병 부담 증가분의 단지 1/4을 차지한 반면, 장애의 대부분은 분포의 중간 부분에 위치한 다수의 사람들에게서 발생했다. 더구나 1/3은 한두 개의 증상만을 보고한 이들 사이에서 일어났다. '우울증 기운'은 이환된 개인들에게는 약간 실망스러운 소식일 뿐이지만, 지역사회에는 상당히 나쁜 뉴스가 될 수 있다. 예방이 효과적이기 위해서는 문제의 전 범위를 다루어야 한다.

## 결론

용량 - 효과 관계의 형태와 관련해, 두 가지 이슈가 예방 정책에 중요하다. 높은 폭로 수준 때문에 개인의 질병 위험이 확실히 높아지는 것을 분명히 확인할 수 있는 한정된 집단에, 불건강으로 인한 부담이 어느 정도나 집중되어 있는가? 질병 위험과 관련하여, 무시할 만하며 묵살될 수 있는 폭로의 역치라는 것이 존재하는가?

이 두 가지 질문은 우리로 하여금 원인에 대한 폭로와 건강 결과 모두의 전체 범위를 들여다볼 것을 요구한다. 이러한 방식으로 연구를 진행하다 보면, 원인과 결과 사이에 역치가 존재하지 않는 점진적 연관성을 종종 관찰하게 된다. 이 경우, 분명한 문제에 직면한 소수의 사람들보다는 그리 두드러지지 않은 위험에 폭로된 다수의 사람들에게서 불건강으로 인한 부담이 훨씬 더 많이 일어나는 것을 흔히 보게 된다. 이는 예방에 대한 개인적(고위험) 접근의 효과성을 제한하는 요소가 된다.

실제 연구들은 역치 효과의 존재 여부를 분별하거나, 광범위한 저위험 폭로를 감소시킴으로써 기대되는 편익이 얼마나 되는지 확인할 수 있는 표본 크기와 검정력을 갖추지 못할 수 있다. 예방의학은 다른 의학 분야와 마찬가지로 최대한 과학적이어야 한다. 하지만 우리는 단단한 땅으로 이루어진 몇 개의 섬을 발견하는 것 이상을 기대해서는 안 된다. 나머지에 대해 우리는 불확실성을 가지고 살아가는 방법, 최선의 판단에 만족하는 방법을 배워야 한다. 건강 정책에 관한 대부분의 결정은 잠정적이며, 경험과 새로운 아이디어에 비추어 검토를 거듭해야 한다.

제4장

# 개인들을 위한 예방과 '고위험' 전략

　질병은 개인적인 것이지, 집합적으로 일어나는 사건이 아니다. 질병은 개인들에게 발생하며, 통계는 총합만을 제시하기 때문에 오해가 생긴다. 세계 인구의 56%를 포괄하는 조사를 실시한 최근의 세계보건기구 보고서에 의하면, 폐암으로 인한 사망자 수가 연간 47만 1,434명에 이른다(거의 모두 예방 가능). 이것이 진정으로 의미하는 바는, 여기에 '1 + 1 + 1 + 1 + ……' 명의 개인들이 존재하며, 각자가 심각한 개인적 고통을 겪고 있다는 것이다. 예방의학의 목적은 이러한 개인적 불행들을 피하도록 만드는 것이다. 따라서 예방 조치가 위험에 처한 개인들을 대상으로 삼아야 한다고 생각하는 것은 당연하다.

　모든 사회에서 의사의 일차적 역할은 아픈 개인들을 돌보는 것이라 할 수 있다. 의학에 입문하기로 선택한 젊은이들은 마음속에 이러한 상象을 품는다. 대다수의 의사들에게 전승되는 전문가적 기풍은 환자에 대한 책임감을 받아들이는 것에서 시작된다. 실제로 외과나 정신과 같은 일부 전문과에서는 이러한 개인 중심 접근법이 너무나 지배적이라 건강 문제에 관한 다른 시각을 거의 완벽하게 배제하기도 한다.

도움이 필요한 이들을 위해 개인 수준에서 조치를 취하는 것에 우선순위를 부여하는 것은 의학 외부로부터도 광범위한 지지를 받는다. 기근을 비롯한 여러 종류의 고통을 구제하는 자선 단체들은 도움이 필요한 이들의 생생한 모습, 기왕이면 어린이들의 사진이 있을 때 기금 마련 호소가 가장 잘 통한다는 것을 알고 있다. '필요'에 대한 대중의 인식은 개인적 관점에 토대를 두고 있기 때문에, 문제의 기저 원인을 다루는 집합적 조치에 대해서는 지지를 이끌어내기가 훨씬 어렵다. 마찬가지로 정치인과 정부는 건강 수준이 국가·사회 정책을 반영한다고 인정하기보다, 도움을 필요로 하는 소수에게 한정된 조치를 취하는 것을 선호한다. 그들은 의사에게 도움을 받아야 하며, 개인들이 그들 자신의 건강에 책임을 져야 한다고 주장한다.

그러다 보니 의사, 대중, 정부 모두 비슷하게 예방의학의 자연스러운 초점을 개인에 대한 조치에 두게 된다.

## 예방과 임상적 치료

계몽된 형벌 체계는 범법자에 대한 조치를 향후 법률 위반의 가능성을 낮추는 기회로 여긴다. 아픈 사람을 치료하는 임상의사도 이를 치료뿐 아니라 예방의 기회로 활용할 수 있다. 환자를 진료하는 모든 의사는 다음과 같은 질문을 해야 한다. '이 질병이 왜 발생했을까? 재발 위험을 낮추기 위해 무엇을 할 수 있을까?'

미국에서 사람들이 담배를 끊는 이유를 조사했을 때, 가장 흔한 답변은 '내 주치의가 그렇게 조언했기 때문'이었다. 의학적 상담은 예방을 위한 효과적 기회를 제공한다. 환자나 의사 모두 피하고 싶은 재발의 문제가 있음을 알고 있기에 시기도 적절하다. 또한 상담은 별도의 조직이나 인력을 필요로 하지 않으면서 예방 행동을 개시할 수 있는 자연스러운 기회가 되기도 한다. 하지만 많은 상담이 미래 건강에 대한 고려를 배제한 채 여전히 단기적인 치료 고민에만 빠져 있는 것은 불행한 일이다. 시간 부족은 심각한 문제이다. 하지만 근본적인 문제는 치료에서 예방으로 시간을 전환하는 것이 그만큼 가치 있는 일이 아니라는 믿음이다. 튜더 하트Tudor Hart는 다음과 같은 글을 썼다.

> 예방은 여전히 본질상 행정 업무처럼 받아들여진다. 임상적 기술은 그다지 필요치 않고, 증상이 있는 질병에 대한 요구 중심의 대처를 희생하고 수행해야만 하는……(Hart, 1990).

상황은 빠르게, 특히 일차 진료에서 두드러지게 변하고 있다. 실제로 예방과 관련한 어떤 위험성은 지나칠 정도로 팔려나가고 있다. 일차 진료 의사들이 활용할 수 있는, 실질적으로 건강에 도움이 되는 예방 수단들이 있기는 하지만 아직 그 목록은 짧다. 이 목록을 확장하는 데 필요한 증거는 우리가 새로운 치료 방법을 일상적 진료 행위로 받아들이기 위해 필요한 것보다 더욱 분명해야 한다.

의사들이 활용할 수 있는 예방 조치들 중 일부는 그들에게 익숙한 임상 기술(이를테면 조기 검진과 예방접종)의 자연스러운 연장선상에 있다. 하지만 많은 부분이 상담(예를 들어 음주, 식이, 스트레스 관련 문제들의 관리)을 포함하며, 여기에 필요한 기술은 일반적인 의학적 범위 바깥에 존재한다. 만일 의사들이 적절한 훈련을 받게 된다면, 얼마나 많은 의사들이 그러한 기술을 익히고 그것들을 즐겨 활용할 수 있을지 두고 볼 일이다. 더 독단적인 의학적 처치가 몸에 밴 의사들은 이러한 업무를 훈련된 간호사나 다른 건강 상담자에게 넘겨야 할 업무로 여길 것이다.

## 고위험 전략

개인에 대한 조치라는 것은 대개 특별한 필요를 가진 이들을 분간해 내는 초기의 어떤 수단을 의미한다. 이를테면 특별한 위험에 처한 이들이나 임상진료 환경에서 이는 흔히 어떤 형태의 선별검사를 뜻한다. 이제 예방 행동은 둘 중 하나의 형태로 이루어진다. 원인에 대한 폭로 수준을 통제하거나(이를테면 천식을 앓는 어린이가 있는 가정에서 실내 먼지와 집먼지 진드기를 줄이는 것), 합병증을 방지하기 위해 폭로 효과에 대항하는 예방 조치를 시행하는 것이다(예, 간염 발병의 직업적 위험이 있는 이들에게 간염 백신 접종).

대다수의 전문 분야를 포괄하는 이러한 전략에 대한 관심은 광범위하며 그 일부 사례가 〈표 4-1〉에 제시되어 있다. 이 경우, 각각의 위험 요인은 연속형 점수로 측정되기 마련이다. 그러고 나면 이 분포는 특별한 주의를 받을 자격이 있는 개인들로 이루어진 '고위험' 집단을 구분하기 위해 이분되며, 나머지는 '정상'으로 분류되어 평화롭게 남겨진다. 임상적 진단과 마찬가지로, 이러한 임의적 이분법은 현실적으로 필요하다. 그 목표가 원인에 대한 폭로 수준을 낮추는 것이든 혈압 같은 일부 매개요인을 통제하기 위한 것이든, 이론적으로 추구하는 것은 인

〈그림 4-1〉 고위험 예방 전략의 이상적인 결과: 분포의 절단

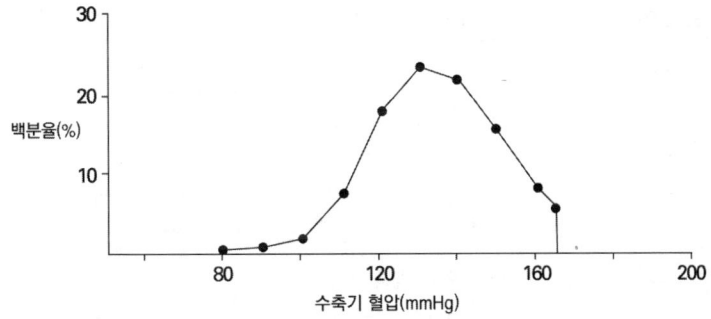

주: 중년 남성의 수축기 혈압 분포 자료.

구집단의 나머지를 건드리지 않으면서 일탈된 소수의 고위험 상태를 구제하기 위해 위험요인의 분포를 절단하는 것이 된다(〈그림 4-1〉).

## 유인 동기

고위험 예방 전략의 강력한 매력은 중재가 개인들의 필요에 부합한다는 것이다. 이는 환자와 조언자 모두에게 비슷하게 적용된다. 금연 상담 대조군 시험의 예를 들자면(Rose et al., 1982), 우리는 거의 2만여 명의 중년 남성 공무원을 대상으로 우선 의학적 검진을 실시했다(화이트홀 연구). 물론 흡연은 모든 이에게 해당하는 위험요인이다. 하지만 우리는 검사 결과 특별히 위험성이 높은 흡연자들만을 불러들여 그들이 금연에서 얻을 이득이 왜 더 큰지 개별적으로 설명해주었다. 그 결과 반수 이상이, 그것도 즉각 담배를 끊었다. 금연 조언에 의한 금연 성공률이 대개 10% 남짓인 점을 고려할 때 이는 상당히 높은 수치이며, 개인 맞춤형 상담이 강력한 동기를 유발할 수 있다는 것을 보여준다.

보건 전문가들은 분명하게 자신의 도움을 필요로 하는 이들에게 노

〈표 4-1〉 지속적인 위험요인과 관련된 건강 결과의 사례

| 전문 분야 | 위험요인 | 예방해야 할 결과 |
| --- | --- | --- |
| 일반 내과 | 혈압 | 뇌졸중 |
|  | 몸무게 | 당뇨 |
| 전염성 질환 | 혈액에 대한 직업성 폭로 | 간염 |
| 소아과 | 'APGAR' 점수 | 신생아 사망 |
|  | 위험 점수 | '영아 돌연사' |
| 심장내과 | 혈중 콜레스테롤 | 심장발작 |
| 산과 | 모성 연령 등 | 다운 증후군* |
|  | 혈압 | 임신중독증 |
| 외과 | 에스트로겐 수용체 상태 | 유방암 |
| 정형외과 | 골다공증 | 골절 |
| 안과 | 안압 | 녹내장 |
| 직업의학 | 혈중 납 | 납중독 |
| 환경의학 | 납 폭로 | 지적 장애 |
| 사회복지 | 위험 점수 | 아동 학대 |

주: * 지역사회 차원에서 볼 때 예방의학은 사례의 등장을 막을 수 있지만, 이환된 태아 입장에서 본다면 예방의학이라기보다 압제라 할 수 있다!

력을 한정하는 것을 훨씬 선호한다. '왜 하필이면 나?', '왜 하필이면 지금?'이라는 질문은 평생의 습관을 변화시켜야 한다는 이야기를 들은 이들, 더구나 스스로 완벽하게 건강하다고 생각하는 이들의 매우 자연스러운 반응이다. 고위험 접근법의 경우, 이러한 질문에 대한 즉각적 답안이 준비되어 있지 않다면 어떠한 조언도 할 수 없다.

## 위험의 확인: 선별검사

선별검사는 결핵 발견을 위한 집단 방사선 촬영처럼 좀 더 일찍 효과적인 치료가 가능하도록 질환을 조기에 확인하는 수단으로 개발되었다. 이는 넓게는 치료 범주에 속한다고 할 수 있다. 하지만 〈표 4-1〉에 열거된 사례들처럼 위험요인 선별을 통해 질병의 초기 발병을 미연에 방지할 목적을 가진 예방의학에 논의를 한정하고자 한다. 이는 실질적인 질병보다는 미래의 문제에 대한 전조를 나타낸다.

위험 평가에 필요한 정보는 일상적 기록에서도 얻을 수 있기 때문에 (이를테면 모성 연령이나 직업적 폭로), 때로는 특별한 탐구가 필요 없는 경우도 있다. 이와 달리 건강한 사람들을 불러들여 의학적 검진을 시행하는 경우, 윤리, 조직, 비용과 관련한 여러 가지 문제가 발생한다.

선별검사는 인기가 있으며, 특히 엑스레이나 전문가들의 눈에 띄는 첨단 기술이 결부되면 인기는 더욱 높아진다. 이러한 인기는 개인의 건강 믿음과 미래에 대한 불안이 광범위하게 퍼져 있음을 반증한다. 우리의 연구 결과를 살펴보면, 선별검사에 참여하는 사람들의 대다수는 숨겨진 문제를 발견하고 싶어서라기보다, 특별한 문제점이 없다는 것을 확인하고 안심하기 위해 검사를 받는 것 같았다. 그러한 안심은 최소 1년 정도는 양호한 건강 상태의 보증으로 간주되며, 미래에 대한 어떤 확신을 회복시켜준다. 대중들에게 이는 중요한 편익이다.

윌슨과 융너(Wilson and Jungner, 1968)의 고전적 논문은 질환의 조기 발견을 위한 선별검사의 정책 가이드라인을 제시한 바 있다. 위험 평가를 목표로 하는 검진과 관련된 추가적 원칙과 교훈들을 다음과 같이 제시하고자 한다.

## 위험 평가를 위한 선별검사의 정책 가이드라인

**상담과 장기적 돌봄에 필요한 적절한 자원이 구비되어 있지 않다면 선별검사를 해서는 안 된다**

도움을 구하러 스스로 병원에 찾아온 환자에 대한 검사와 달리, 선별검사에서는 흔히 의학이 주도권을 행사해 대상자들에게 참가를 설득한다. 검사 결과 만일 음성이 나온다면 윤리적 어려움은 발생하지 않을 수 있다. 하지만 예전에는 본인의 건강 문제를 의심치 않다가, 이제 문제가 있다는 이야기를 들은 사람은 이후 지속적인 고통을 겪게 될 것이다.

꾸준한 도움이 이러한 고통을 경감할 수 있다는 것은 고혈압 선별검사와 치료에 대한 의학연구위원회 임상시험에서 확인된 바 있다. 역학적 소양을 갖춘 정신의학자 앤서니 만Anthony Mann은 선별검사 참가자들을 대상으로 검사 당시와 이듬해의 정신건강 상태를 평가했다(Mann, 1977). 선별검사에 참여했고 이후 지속적인 돌봄을 받은 사람들의 경우, 그동안 정신의학적 문제들에 상당한 개선 효과가 있었다. 하지만 선별검사 결과 임상시험의 참가자가 되지 못했던 이들에서는 그러한 효과를 확인할 수 없었다.

이는 문제가 발견된 사람들이 개별적으로 전문가의 해석과 상담을 받을 수 없는 경우, 선별검사를 도입하면 안 되는 첫 번째 이유를 보여준다. 사람들에게는 두려움이, 그것도 때로는 부적절하게 일어난다. 가능하다면 도피로가 제시되어야 한다. '슈퍼마켓' 혹은 '약국'에서 행해지는 선별검사는 그래서 비난받을 만하다.

전문적 돌봄과 선별검사를 연계해야 할 또 다른 이유는 그러한 돌봄 없이는 선별검사가 비효과적일 가능성이 높기 때문이다. 보건 교육 분야의 연구들을 보면, 건강 정보 그 자체는 행태를 변화시키는 데 그리 영향을 미치지 않는 것 같다. 건강 정보는 일정한 개인적 도전, 안내, 지속적인 지지, 흥미와 동반되어야 한다. 실제로 모든 노력의 성공 여부는 투자 가능한 인력과 시간, 건강 조언자의 훈련과 기술 등에 비례할 것이다.

적절한 지지 기간은 상황에 따라 다르며, 특히 조언이나 치료가 대상자의 일정하고 끊임없는 노력을 요구하는지 여부에 따라 달라진다. 우리는 세계보건기구 유럽 지역의 '심장 질환 예방 공동 시험'(World health organization European Collaborative Group, 1986)을 수행했지만, 연구비 지원 기간이 종료되면서 4년 후 참가자들과의 개인적 접촉을 중단해야 했다. 당시 남성 참가자들은 그들의 생활양식을 바꾸라는 부추김을 받았다. 이는 식이, 흡연, 운동 습관에서 그들의 친구나 직장동료와 달라져야 한다는 것을 의미했다. 연구팀 인력의 지지가 중단되자 그들은 그들 사회의 '정상적' 행태로 이끌려 되돌아갔다. 이전에 보여주었던 위험요인 분포의 개선 효과는 급속하게 사라졌으며, 그와 함께 이전에 도달했던 심장 질환 발생률 감소 효과 또한 소실되었다.

이는 생활양식 변화, 혹은 투약처럼 개인의 지속적인 노력이 필요한 예방 정책이 환경 변화 덕분에 수동적으로 얻은 편익이나 예방접종 같은 '일회성' 노력과 비교할 때 얼마나 불리한 것인지를 잘 보여준다. 불행하게도 고위험 예방 전략에는 소수가 다수와는 다르게 행동해야 한다는 필요조건이 전제되어 있으며, 이것이 전략의 효과성을 제한한다.

선별검사의 성공은 사후 조치에 달려 있고, 이는 수년 동안 유지되어야 한다. 따라서 위험 선별을 위한 집단 선별검사 정책은 모든 이에게 장기적인 돌봄의 연속성을 보장할 수 있는 보건의료 체계를 전제로 한다. 이는 전체 인구집단을 포괄하는 일차 보건의료 체계를 갖추지 않은 나라들, 이를테면 미국 같은 곳에서 효과적인 예방 진료를 저해하는 주요 방해물이다. 영국, 그리고 운 좋게 이런 체계를 가진 일부 국가들의 경우에는 최소한 장기적인 개별적 예방 진료의 잠재력이 있다. 하지만 이를 실현하는 데에는 인력, 훈련, 조직에서의 추가적 투자가 상당히 필요하다. 대부분의 국가들이 예방 서비스를 제공한 진료팀에 대한 적절한 보상 방법을 여전히 탐색 중이다.

### 선별적 검진과 돌봄은 집단 검진보다 비용 효과적이다

간단하면서 주변에 널리 퍼져 있는 정보를 살펴보면, 질병 위험이 어떤 특정 집단에서 더욱 높다는 점을 쉽게 확인할 수 있다. 이로 인해 고위험 집단 안에서 다시 고위험 개인들을 찾는 2단계 과정을 기획하는 것은 도움이 된다.

〈표 4-2〉는 혈중 콜레스테롤 선별검사의 잠재적 편익과 이를 달성하는 데 필요한 노력의 일부 추정 값을 보여준다(Khaw and Rose, 1989). 편익의 절대 크기는 모형에 전제된 특정한 가정에 따라 달라지지만, 그에 따라 주요 결론이 달라지지는 않는다.

〈표 4-2〉에 따르면 콜레스테롤 상승과 관련된 사망, 그에 따른 예방 편익의 가능성은 연령에 따라 가파르게 증가하며, 각 연령군 내에서는

〈표 4-2〉 다양한 연령·성별 집단에서 고콜레스테롤 혈증(6.5mmol/l 초과)에 대한 선별검사를 통해 예방할 수 있는 관상동맥 질환 사망의 잠재적 추정 값

|  | 연령(세) | | | |
|---|---|---|---|---|
|  | 25~34 | 35~44 | 45~54 | 55~64 |
| 고콜레스테롤 혈증 비율 | | | | |
| 남성 | 20 | 35 | 40 | 45 |
| 여성 | 15 | 20 | 50 | 70 |
| 해당 집단에서 1,000명당 5년간 사망률 | | | | |
| 남성 | 1.2 | 5.8 | 21.3 | 48.1 |
| 여성 | 0.2 | 1.1 | 4.5 | 15.9 |
| 5년 동안 사망 한 건을 예방하기 위해 선별검사를 해야 하는 사람 수* | | | | |
| 남성 | 21,100 | 2,500 | 600 | 230 |
| 여성 | 137,300 | 23,200 | 2,200 | 450 |
| 사망 한 건을 예방하기 위해 5년간 치료를 해야 하는 사람 수* | | | | |
| 남성 | 4,200 | 860 | 230 | 100 |
| 여성 | 20,600 | 4,650 | 1,100 | 320 |

주: * 모든 해당자들에게서 사망률을 20% 감소시킨다고 가정.

여성에 비해 남성이 더욱 높다. 따라서 5년의 사업 기간에 한 건의 치명적 심장발작을 예방하는 데 소요되는 노력과 비용 면에서 놀라운 차이가 발생한다. 55~64세 남성의 경우, 심장발작 한 건을 예방하기 위해 약 230명에게 선별검사를 시행해야 하며, 이후 100 '치료년treatment-years' 의 상담이 이루어져야 한다. 다른 예방 혹은 치료 수단과 비교할 때, 이는 꽤 괜찮아 보인다. 이와 달리 25~34세 여성의 경우, 5년간 사망 한 건을 예방하려면 13만 명 이상에게 선별검사를 실시해야 하고, 2만 인년person-years 이상의 치료가 뒤따라야 한다. 앞서와 비교할 때 무려 200배가 넘는다. 만일 한 사람의 생명을 구하는 것이 어떠한 대가를 치

르는 것보다 가치 있다는, 극단적이며 전적으로 비현실적인 관점을 가진 것이 아니라면, 젊은 여성들에게 콜레스테롤을 측정하러 오라고 권하는 것을 정당화하기는 쉽지 않아 보인다. 우리는 모든 이에게 개별적이고 장기적인 도움을 제공할 만큼 자원이 충분하지는 않다. 따라서 가장 편익이 클 것 같은 이들에게 선별검사를 집중시키는 것이 훨씬 낫다.

물론 비용과 효율성만이 정책의 유일한 지침은 아니다. 만일 일차진료 의사들이 이토록 인기 있는 서비스를 오로지 남성들에게만 제공한다면 분명 곤경에 처하게 될 것이다! 그들은 또한 관심과 정보가 가족과 친구들에게로 전파되는, 고위험 정책의 간접적 편익 중 하나를 잃게 된다.

〈표 4-2〉의 결과는 모든 사람의 혈중 콜레스테롤을 측정해야 한다는 압력이 점점 거세지는 오늘날의 상황에 반대하는 근거로 해석해야 한다. 실제로 미국의 정책은 우리 모두가 '우리의 콜레스테롤 수치'를 알아야 한다는 것이다. 전문가 기구는 매우 자의적으로 6.5mmol/l라는 숫자를 개인적 상담이 필요한 기준으로 정했다. 이에 따르면 현재 55세 이상 여성의 70%가 고위험 집단에 해당한다는 점에서, 이러한 권고가 가져올 결과를 충분히 고민했다고 보기는 어렵다. 물론 '고위험'군의 유병률이 높을수록 고위험에 속한 모든 이를 치료했을 때 지역사회가 얻는 잠재적 편익은 커진다. 하지만 전체 비용은 비정상적으로 늘어나며, 만일 그것이 인구집단의 다수를 포괄해야만 한다면 이러한 정책은 사실상 의미를 잃기 시작할 것이다.

선별검사의 목적은 '위험요인'이 아니라 가역적인 '위험'을 평가하는 것이다

보건의료 서비스 관리자와 정책 결정자들은 종종 과정에 사로잡혀 서비스의 건강 결과를 무시한다는 비판을 받는데, 그러한 지적은 옳다. 그들에게 '훌륭한' 보건 서비스란 최소 비용으로 수술이나 다른 처치들을 지원하는 것이다. "올해는 국립보건 서비스National Health Services: NHS에 좋은 한 해였습니다." 보건부 장관이 연보에 쓴 내용이다. "우리는 어느 해보다 많은 환자를 진료했습니다." 시장 원칙에 따라 보건의료 서비스를 관리하는 이들은 특히 이러한 어리석음에 빠지기 쉽다.

임상의사들 또한 이렇게 주위 사정에 무지한 태도에서 벗어나 있지 않다. 그들은 종종 검사 결과에 미치는 효과를 통해 치료 성패를 판단하기 때문이다. "치료는 성공적이었고, 환자의 검사 결과는 정상으로 돌아왔다(불행하게도 환자는 죽었다)."

선별검사에 의한 위험 평가에서도 비슷한 실수가 발생한다. 선별검사의 진정한 목적은 중재를 통해 가장 큰 편익을 얻을 수 있는 이들을 찾아내는 것이어야 한다. 그래서 특정한 위험요인에 대한 측정은 전체적인 위험 평가의 첫 단계에 불과하며, 위험 감소의 가능성이라는 측면에서는 중간단계일 뿐이다. 보건의료 서비스와 그 모든 활동들은 오직 한 가지 문제와 관련이 있다. 그것은 바로 건강이다. 그 밖의 모든 것은 이 목적에 기여하는 정도에 따라 판단되어야 한다(Cochrane, 1972).

이러한 관점은 몇 가지 함의를 갖는다. 첫째, 특정 요인과 관련된 초과 위험에 대한 평가는 맥락에 따라 달라지며, 따라서 개인의 다른 특징들과의 관계 속에서만 판단될 수 있다. 가정 내 라돈 폭로와 관련된

〈표 4-3〉 석면 폭로와 흡연에 따른 폐암 사망의 비교 위험도

|  |  | 흡연 | |
|---|---|---|---|
|  |  | 아니요 | 네 |
| 석면 폭로 | 아니요 | 1.0 | 10.9 |
|  | 네 | 5.2 | 53.2 |

위험은 주거자의 흡연 습관과 관계가 깊다. 비흡연자는 집안의 라돈 때문에 두려워할 필요가 거의 없다.

흡연과 석면 폭로 위해 사이에서도 비슷한 배수적multiplicative 상호작용을 관찰할 수 있다(〈표 4-3〉). 석면 폭로와 관련한 폐암의 비교 위험도는 흡연자와 비흡연자에서 비슷하게 나타난다(각각 약 5배). 비교 위험도는 연관성의 강도를 측정하는 척도이며, 종종 (여기에서처럼) 다른 집단이나 전체 인구집단으로 일반화되기도 한다. 이 때문에 연구자들은 위험 척도로서 비교 위험도를 선호한다. 하지만 정책과 관련해 이는 매우 그릇된 지침이 될 수 있다. 이를테면 만일 흡연자가 석면에 폭로되었을 때 폐암 발병 위험이 엄청난 크기로 증가한다는 사실을 알지 못하는 경우에 그렇다. 따라서 정책 결정은 상대적이 아닌 절대적인 위험 추정에 근거해야 하며, 특정 폭로의 위험을 수정시키는 다른 요인들을 반드시 고려해야 한다.

심혈관 질환의 위험 선별만큼 이 개념이 중요하게 부각되는 곳도 없다. 보통의 행동 지침은 다른 요인들과 고립된 상태에서 한 번에 하나씩의 위험요인을 고려한다. 그리고 나서 중재가 필요한 특정 값을 제시하기 마련이다. 이를테면 콜레스테롤은 '6.5mmol/l 초과', 이완기 혈압은 '100mmHg 초과'처럼 말이다. 〈그림 4-2〉에서 드러나듯 이는 개인

〈그림 4-2〉 혈중 콜레스테롤과 이완기 혈압(DBP) 수준에 따른 미국 중년 남성의 관상동맥 질환 사망률

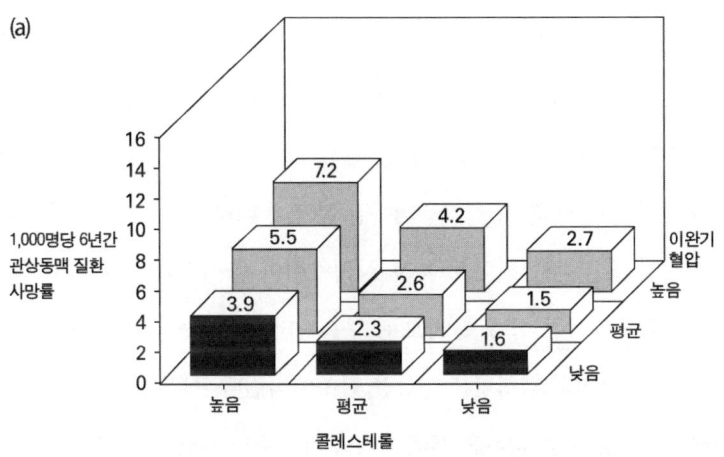

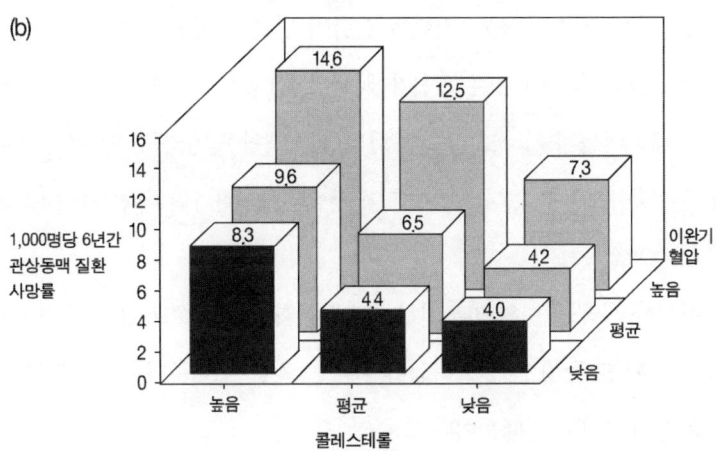

주: (a) 비흡연자, (b) 흡연자.

의 심장발작 위험을 나타내는 데 좋지 못한 지침이 될 뿐이다.

〈그림 4-2〉가 보여주는 결과는 매머드급의 미국 연구에서 얻은 것이다. 이 연구에서는 '다중위험요인 중재시험Multiple Risk Factor

Intervention Trial'의 참가자격 여부를 확인하기 위해 36만 1,662명을 대상으로 선별검사를 실시했다. 그러고 나서 이들의 위험요인 수준을 이후 6년간의 사망률과 연계하여 분석했다(Martin et al., 1986). 관상동맥질환으로 인한 사망 위험은 각 막대그래프의 높이로 표현되며, 세 가지 위험요인 - 흡연, 혈압, 혈중 콜레스테롤 - 의 다양한 조합과 연계하여 제시되어 있다. 혈압과 콜레스테롤은 분포에 따라 세 군으로 구분했다. 통상적인 선별검사 절차에 따라 상위 1/3의 콜레스테롤 수준을 가진 모든 이는 유사한 '고위험'군으로 분류된다. 이렇듯 간단한 접근법은 초과 위험 사이의 엄청난 불평등을 감추어버린다. 예를 들면 (혈중 콜레스테롤과 혈압 수준이 낮은 비흡연자처럼 최저 위험 집단과 비교했을 때) 고콜레스테롤 혈증의 초과 위험은 혈압이 낮은 비흡연자에서 5.6(1.6 ~ 7.2)배, 혈압 수준이 높은 흡연자에서 13.0(1.6 ~ 14.6)배가 된다. 즉, 같은 콜레스테롤 수치라도 그것이 나타나는 맥락에 따라 두 배 이상의 위험 차이를 보일 수 있다(만일 연령과 성별을 고려한다면 이 범위는 더욱 커질 것이다).

이러한 사례들은 위험 평가를 할 때 일회성 시험 결과에 의존하기보다 관련된 모든 요인을 고려해야 한다는 것을 보여준다. 거의 모든 질병은 다요인적이기 때문이다.

이 장의 앞부분에서(〈표 4-2〉 참조) 다른 인구집단, 특히 젊은 여성과 나이 든 남성에게서 콜레스테롤 선별검사와 중재가 주는 잠재적 편익을 비교한 바 있다. 어떠한 중재도 없는 상황에서라면 위험 수준을 합리적으로 평가하는 것이 가능하다. 하지만 조치의 편익을 측정하기 위해서는 치료 효과에 대한 가정이 필요하며, 이러한 가정은 증거가 아닌

추측에 근거하기 마련이다. 이는 흔한 문제이다. 위험은 쉽게 확인할 수 있을 것이다. 하지만 뒤이은 조치를 통한 우리의 위험 감소 능력(이야말로 진정 알려질 필요가 있다)은 다음의 세 가지 요인에 의해 좌우된다.

- 효과적인 조언과 치료
- 조언과 치료를 필요로 하는 이들에게 이를 제공할 수 있는 자원
- 조언과 치료의 수용, 그리고 (일반적으로) 장기적인 실행

이들 중 첫 번째 조건을 위해서는 질병을 결과 척도로 하는 대조군 임상시험이 필요하다. 두 번째는 그러한 시험, 대개는 '우수 센터'에서 가용했던 기술과 자원이 일반적인 보통의 서비스 조건에서도 역시 가용해야 한다는 것을 의미한다. 세 번째는 관련된 사람들의 반응, 제시된 조언에 대한 그들의 행동 기회에 달려 있다. 생활양식 변화의 경우, 변화의 수용은 수년에 걸쳐 평가되어야 한다. 이러한 정보는 정책을 채택하기로 결정한 지 한참이 지나서야 확보할 수 있다.

분명한 것은, 편익을 추정하는 것이 매우 중요하기는 하지만 광범위한 불확실성이라는 제약이 따르며, 이 세 가지 핵심 요인 각각과 관련해 좀 더 많은 연구가 필요하다는 것이다. 비록 최종적으로는 그 조치가 잘못된 것이었음이 밝혀질 수도 있지만, 조치와 그 효과에 대한 지속적인 연구가 함께 진행되는 것은 마땅하다. 조치를 취하기 전에 증거나 확실성을 요구하는 것은 비현실적이며, 추가적 연구를 요구하는 것은 어려운 결정을 회피하려는 핑계일 수 있다.

요약하자면 위험 평가의 목적은 특정 검사 결과 혹은 전반적인 위험

수준에 따라 개인들을 범주화하는 것이 아니라, 예방적 조치에 의해 도움을 받을 수 있는 사람 그리고 가장 많은 도움을 필요로 하는 사람들을 가려내는 것이다. 잘못된 접근은 잘못된 사람들을 가려낸다.

### 고위험 예방 전략의 강점

'필요needs'가 있는 사람들에게 노력을 집중하고 확립된 보건의료 체계의 틀을 활용하는 예방의학 접근법은 분명히 매력적이다(US Preventive Services Task Force, 1989; Rose, 1990a). 고위험 전략의 핵심적인 장점들 중 일부는 다음과 같다.

#### 개인들에게 적합하다

고위험 예방 전략은 개인에게 발생하는 질병의 원인을 다루는 병인론적 연구의 자연스러운 결과물이다(Rose, 1985). 요즘 역학 연구의 가장 흔한 유형은 환자 - 대조군 연구이며, 그 목적은 아픈 사람과 건강한 사람들이 어떻게 다른지를 확인하는 것이다. 대다수의 코호트 연구들은 근본적인 질문, '왜 이 사람은 아프게 되었고 다른 이들은 건강하게 남아 있을까?'에 답하기 위해 역시 위험요인 확인에 관심을 둔다.

개인들에게서 위험요인과 질병의 원인을 확인하는 것은 개인들의 특별한 필요나 문제에 상응하는 조치를 취하게 만든다. 그래서 당뇨를 가진 산모는 임신 중 특별히 비만 조절을 요구받고, 고혈압을 가진 남성은 소금 섭취 제한을 권고받으며, 환기 기능이 떨어진 흡연자는 담배를 끊으라고 강요당한다. 이런 식의 조언이 개인들에게 적합하리라는 것은 일견 타당하며, 개인들과 의사 모두에게 호소력이 있어 보인다. 그리고 그들은 동기 부여도 되어 있다.

### 특별한 위험에 처하지 않은 이들에 대한 간섭은 피한다

대부분의 질병은 단지 소수에게만 일어나기 때문에, 이론적으로 다수의 사람들은 예방 조치로 귀찮아질 필요가 없다. 누가 질병에 걸릴지 알 수만 있다면! 물론 실제로 다수의 사람들에게 주어지는 것은 그저 적절한 안도감뿐이다. 볼보 자동차를 운전하는, 조심성 있고 철두철미한 운전자는 치명적 사고를 당할 위험이 상대적으로 낮다. 혈청 콜레스테롤이 겨우 4mmol/l인 비흡연자가 심장발작이 발생할 위험이 상대적으로 낮은 것처럼 말이다. 편익의 전망이 작은 이들에게 예방적 행동을 강요하는 것은 큰 의미가 없다. 만일 그것이 실행의 불편함, 비용, 혹은 (특별히) 위험을 수반한다면 오히려 나쁜 조언이 될 것이다. 고위험 예방 전략은 그러한 상황으로 진전되는 것을 피하게 해준다(비록 필요에서의 차이가 흔히 정도의 문제라는 것을 깨달아야 하지만 - 고위험 전략과 인구집단 전략 사이에 절대적인 구분은 존재하지 않는다).

### 의학적 치료의 기풍과 조직에 이미 잘 순응되어 있다

뒷목의 통증을 호소하며 자신의 주치의를 만나러 가는 사람을 가정해보자. 의사는 그의 혈압을 측정하고, 혈압이 높다는 것을 발견한다. 이어진 두 차례의 방문에서도 혈압은 여전히 높고, 이제 의사는 그에게 '고혈압을 앓고 있다'고 이야기해준다. 다음으로 처방전이 오간다. 이제 그들 사이에 새로운 계약이 성립된 것이다. 이제부터 남은 평생 그

남자는 '환자'로 간주되며, 익숙한 보건의료 조직 안에 머물게 된다. 실제로 그는 전혀 환자가 아니다. 그의 고혈압 치료는 예방적인 것이지 치료적인 것이 아니기 때문이다. 하지만 의사는 '환자'와 '거의 환자' 사이의 구분을 흐리는 데 매우 익숙하다. 그 남성 자신도 아마 이를 받아들일 것이다. 최소한 서구 문화에서라면 말이다. 이와 달리 아프리카나 아시아 문화에서 치료는 아프게 된 사람에게만 필요한 것이라는 인식이 흔하다.

임상의사가 예방의 책임을 받아들이는 것에는 커다란 장점이 있다. 이는 임상서비스와 공중보건의 간극을 좁히는 데 도움이 되며, 통상적인 임상진료의 단순한 확장에서 예방 활동으로 관심을 확장할 수 있다. '예방의학'이라는 새로운 전문 분야를 독려하기보다는 의학의 주류 안에 예방을 자리 잡게 하는 것이 분명히 더 나은 방법이다.

### 자원을 비용 효과적으로 활용하도록 해준다

모든 이에게 개인적인 예방 진료와 장기적 지지를 제공할 수 있을 만큼 의료 자원을 늘릴 수는 없다. 비록 그것이 바람직하다 해도 말이다. 이는 필연적으로 자원의 할당을 수반하며, 편익을 얻을 가능성이 가장 높거나 가장 큰 편익을 얻게 될 이들에게 우선순위가 주어져야 한다.

보건 교육의 경험에서 얻은 뼈아픈 교훈 중 하나는 일회성 조언은 시간 낭비가 될 수 있다는 것이다. 많은 의사들이 자신들의 노력에 의해 뚱뚱한 환자들이 살을 뺄 것이라는 환상을 포기했으며, 환자들도 그러한 실망을 공유했다. 흔히 식사 기록지와 함께 살을 빼라는 단호한 경고 이외에는 추가로 제공되는 것이 거의 없고, 그러다 보니 경과는 거의 바뀌지 않는다. 소수, 겨우 소수만이 나아진 결과를 보여주고는 한다. 이 어려운 분야에서의 지속적인 성공은 양측의 상당한 노력을 필요로 한다. 현재의 식이 습관에 대한 적절한 평가, 상호 동의한 계획이나 '계약', 그리고 지속적인 지지를 포함해서 말이다. 이러한 투자가 있을 때 의미 있는 진전이 가능할 것이다(Stamler et al., 1984). 그러한 도움이 모든 과체중자에게 제공될 수 없다는 것은 분명하다. 비용 효과적이려면 그것은 가장 중요한 이들(고혈압이나 당뇨를 가진 이들)에게 집중되어야 한다.

### 선택성은 편익 대 위험 비를 개선한다

모든 중재에는 반드시 일정한 비용이 들고 부작용의 가능성이 존재한다. 만일 비용과 위험이 모든 이에게 동일하다면, 비용 대비 편익의 비는 편익이 더 큰 곳에서 더 양호하게 나타날 것이다.

다운 증후군을 진단하기 위해서는 양수 천자술이 필요하다. 하지만 불행하게도 이는 정상 신생아의 유산을 촉발할 수 있고, 따라서 정확한 진단이라는 편익과 균형을 이루어야 한다. 그 위험은 고위험 임신(이를테면 고령 산모에게서 비침습적 생화학 검사상 알파 태아단백, 비결합성 에스트라이올, 인간 생식샘 자극 호르몬이 양성으로 나타났을 때)에서만 정당화될 수 있다는 것이 지배적 결론이다(Wald et al., 1988).

투약은 예방으로 가는 매력적인 지름길이 된다. '부자연적'이라고 거부하는 사람들도 많지만, 또 다른 이들에게 투약은 생활양식의 단순한 개선에 비해 훨씬 인상적이고, 어쩌면 덜 고통스러운 수단으로 비춰질 수 있다. 심근경색 재발 방지를 위한 아스피린과 베타 차단제처럼 약

이외에 적절한 대체 수단이 없는 경우도 종종 있다. 하지만 여기에는 과용이라는 강력한 압력이 존재한다. 의사들은 처방전을 쓰는 것이 상담보다 더 쉽다는 것을 알고, 그에 대해 환자들의 만족도도 더 높으며, 영향력 있는 제약회사들도 기뻐한다.

예방 목적으로 약물을 장기 사용할 때 선별이 필요하다는 점은 혈중 콜레스테롤 강하 약물인 클로피브레이트clofibrate에 대한 세계보건기구의 임상시험에서 처음 드러났다(Committee of Principal Investigators, 1980). 이 임상시험 전까지 최소한 이 약제의 안전성에 대해서는 광범위한 동의가 있었다. 그리고 임상시험은 이것이 실제로 심장발작을 예방한다는 것을 보여주었다. 하지만 불행하게도 위약을 투여받은 대조군에 비해 클로피브레이트 투여군의 사망률이 1/3 정도 더 높았다. 이러한 초과 사망에 뚜렷한 원인이 있었던 것은 아니며, 그 효과는 상당한 대규모의 대조군 시험이 아니고서는 발견할 수 없는 것이었다(실제로 20만 8,000인년의 추적 조사). 부작용으로 인한 위험은 1,000치료년당 1건의 초과 사망에 불과했다.

이 시험의 교훈은 중요하다. 약물의 장기 복용을 통한 예방 조치는 단지 고위험군에서만 정당화될 수 있다는 것이다. 편익의 크기가 상당하다고 알려진 경우를 제외한다면, 전반적인 예상 편익을 초과하는 위험 수준을 배제할 수 있는 수단이 없다. 특히 임상시험은 5년 이상 지속되는 경우가 거의 없고, 평생의 효과와 관련해 우리는 아는 것이 없다. 이 때문에 장기적으로 집단적인 약물 사용을 하는 것은 바람직하지 않다. 그러한 불확실성은 예외적 위험을 가진 개인들에게서만 용납될 수 있다.

## 고위험 예방 전략의 약점

### 예방이 의료화된다

건강에 사로잡히는 것은 불건강한 현상이다. 뒷목에 통증이 있어 의사를 만나러 갔던 남자가 '고혈압 환자'라는 꼬리표를 달고 진료실을 나선다. 이제 그는 남은 평생 이 꼬리표를 달고 살아야 한다. 여태까지 자신이 건강하다고 생각했지만, 이제 그는 약을 먹어야 하고 의사를 정기적으로 만나야 하는 누군가로 자신을 바라보아야 한다. 예전에는 자신을 정상이라고 생각했지만, 이제 그는 환자이다. 이는 피할 수 없으며 편익에 의해 정당화된다. 하지만 이것은 주요 비용이다.

'꼬리표 달기' 효과는 선별검사 정책을 평가하는 손익 대조표에서 중요한 항목이어야 하지만, 그동안 너무나 적은 관심을 받았다. 대부분의 권위 있는 정책 검토는 그러한 문제의 존재 여부에 전혀 주의를 기울이지 않는다[가령 의학자문위원회(Standing Medical Advisory Committee, 1990)에 의한 혈중 콜레스테롤 검사에 대한 공식 의견, 자궁경부암 선별검사에 대한 정책 발언 등].

'꼬리표 달기'에서 발생하는 정신적 외상을 계량화하기란 어려우며 그렇게 하려는 시도도 거의 없었다. 하지만 의학연구위원회 고혈압 임상시험에서 이러한 시도가 이루어진 적이 있다(Mann, 1977; 이 책 64쪽 참조). 이 연구에서는 일반 건강 설문General Health Questionnaire 응답자들을 대상으로 표준적 정신의학 면접을 실시했다. 분석 결과는 전반적으로 믿을 만하지만, 정신 질환을 발견하기 위한 수단으로 개발된 이러한 방법이 정상인의 정신적 외상을 측정하는 데 적절한지에 대해서는 심각한 의구심이 남는다.

이러한 종류의 가정이 갖는 위험성은 로젠한D. L. Rosenhan의 유명한 연구에 의해 다소 극적으로 드러난 바 있다 – '정신 병원에서 제정신으로 지내기'(Rosenhan, 1973). 그의 실험에서 여덟 명의 제정신인 사람들은 한 번의 환각을 경험한 척 연기했다. 이들은 정식으로 정신과 의사의 진료를 받았고 모두 정신 병원에 입원되어 7~52일 동안 머물렀다. 병원에 있는 동안 그들은 정상적인 방식으로 행동했고 완전히 협조적이었지만, 단 한 명의 정신과 의사도 이들 중 누군가가 제정신이라는 것을 알아채지 못했다! 그래서 정신 질환을 확인하는 표준 기법은 정상 인구에서 '꼬리표 달기'가 유도한 불안, 손상된 확신, 혹은 변화된 자기 상象의 부적절한 척도일 수 있다.

### 성공은 단지 일시적이며 임시적이다

감수성 있는 개인들이 외부 원인에 폭로되었을 때 질병이 발생한다. 고위험 예방 전략은 부당하게 취약하거나 비정상적으로 폭로된 개인들을 돕고자 하는 것이다. 이는 개인들을 폭로의 효과로부터 보호하거나(예방접종이나 콜레스테롤 강하 약물처럼), 혹은 개인의 폭로 수준을 저하시키는(술을 덜 마시라는 조언이나 직업적 폭로에서의 변화처럼) 방식으로 돕는다.

이러한 예방 접근법은 폭로 수준을 결정하는 상황 자체는 변화시키려 하지 않는다. 또한 왜 특정한 건강 문제가 존재하는지 근본적인 이유를 묻지도 않는다. 이는 단지 가장 취약한 개인들을 유해한 상황으로부터 보호하려 할 뿐이다. 유해한 상황은 지속된다. 이는 기아 구제와 유사하다. 굶주린 이들에게 먹을 것을 주지만 기아의 원인을 해결하지는 않는 것과 같다. 물 공급을 개선하기보다 콜레라 백신을 주는 것과도 비슷하다. 이러한 전략은 직접 관련된 이들의 생명을 구할 수는 있다. 하지만 취약한 개인들은 항상 존재할 것이며, 문제의 근원이 남아 있는 한 그들에게는 지속적인 구조가 필요하다. 고위험 전략의 성취는 다른 개인 기반 접근법과 마찬가지로 관련된 개인들에게만 한정된다. 그것들은 일시적이고, 지엽적이며, 임시적이다.

고위험 전략은 행동학적으로 부적절하다

식이 습관, 흡연, 운동, 성 행태나 다른 생활양식 특성은 모두 우리의 사회 규범, 동료들의 행태에 의해 상당한 수준으로 결정되고 제약된다. 만일 우리가 친구들과는 다른 식이 습관을 갖고자 한다면, 불편할 뿐 아니라 괴짜나 꾀병 환자로 간주될 위험을 감수해야 한다. 그리고 어쨌든 성공은 영양 성분이 적절하게 표기된 적절한 식품이 가용한지 여부에 달려 있다. 만일 어떤 남성의 작업 환경이 과음을 부추기는 곳이라면(군대처럼), 과음이 간에 손상을 준다고 이야기하는 것은 거의 아무런 효과도 없을 것이다. 성 접촉자의 숫자를 감소시킴으로써 사람면역결핍바이러스Human Immunodeficiency Virus: HIV 감염이나 자궁경부암을 줄이려는 목적의 조언은 성적 방종이 사회적으로 인정되는 한 성공하기 어려울 것이다. 여가 시간에 운동을 장려하는 것은 텔레비전 시청이 저녁 시간 보내기의 정상적 방법으로 간주되거나, 운동 시설 이용이 어렵거나 비용이 부담스러운 경우, 혹은 운동이 매력적이지 않는 한 거의 반응을 얻지 못할 것이다.

사람들로 하여금 그들의 친구와 동료가 서 있는 줄에서 벗어나게 하는 것은 어렵다. 하지만 이것이 바로 개인 혹은 고위험 예방 접근이 필요로 하는 것이다.

**개인들의 미래를 예측하는 능력의 부실함에 의해 제약을 받는다**

관상동맥 질환 발병 위험 점수가 높은 남성이 매우 낮은 점수의 남성에 비해 심장발작 가능성이 20~30배 높다는 것은 충격적으로 들린다. 하지만 이 남성이 자신의 생활양식을 급진적으로 바꾸겠다고 생각한다면, 이제 그에게 필요한 정보는 어떤 확고한 방법과 가까운 미래에 개선의 가능성이 얼마나 있냐는 것이다. 불행하게도 집단에서의 평균적인 위험 추정 능력은 괜찮지만, 어떤 개인이 곧 질병에 걸릴지 예측하는 능력은 그에 미치지 못한다.

이 점은 중등도 고혈압 치료에 관한 의학연구위원회의 임상시험에서 분명하게 드러났다. 뇌졸중의 비교 위험도는 혈압이 높아짐에 따라 급격하게 증가했고, 치료는 효과적으로 그것을 감소시켰다. 하지만 어떤 특정 개인을 살펴본다면, 절대 위험은 상당히 낮으며 뇌졸중 한 사례를 막기 위해 전체적으로 950인년의 치료가 필요하다. 실제로 5~6년의 이 시험 기간이 지난 후, 위약을 복용한 이들 중 95%가 생존했고 건강했다.

〈그림 4-3〉은 런던 공무원들을 대상으로 한 심혈관 위험요인 화이트홀 연구 결과 중 하나를 보여준다. 18년의 추적 조사 기간에 생존한 남성들과 그동안 심장발작이나 뇌졸중으로 사망한 이들이 처음 선별검사

〈그림 4-3〉 18년의 추적 조사 기간에 심장발작이나 뇌졸중으로 사망한 중년 남성들과 생존자들의 수축기 혈압 분포

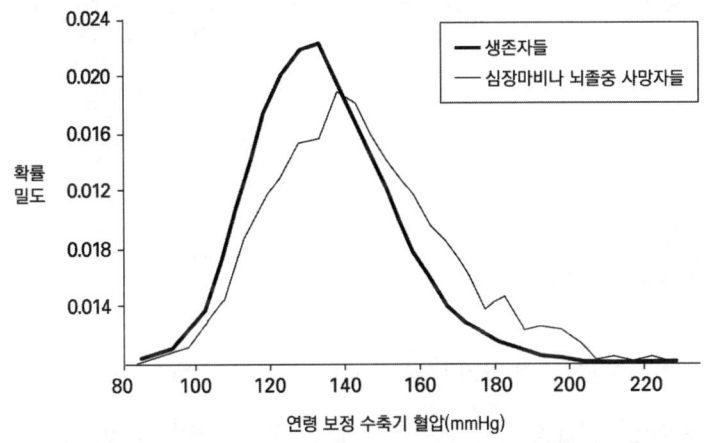

당시 측정했던 혈압 분포가 나타나 있다. 그 차이는 그다지 뚜렷하지 않다. 문제가 발생할 운명을 가진 이들의 혈압 분포가 유의하게 상향 이동되어 있기는 하지만 그 크기는 작다(평균 10mmHg 미만). 중요한 위험요인에 대한 우리의 인식은 바로 이 차이에 기반하고 있다. 하지만 분포의 중복 정도를 고려해본다면 개인의 운명이 종종 잘못 평가된다는 사실이 놀라울 게 없다. '저위험' 개인들이 병에 걸리기도 하고, '고위험' 개인들이 건강하게 생존할 수도 있다.

〈표 4-4〉는 고위험군에만 한정된 예방 전략과 관련한 문제점을 보여준다. 이는 우리가 시행한 '심장 질환 예방 시험'의 영국 지역 결과에서 가져온 것이다(World Health Organization European Collaborative Group, 1986; Heller et al., 1984). 우리는 조기 심장 질환의 일부 척도(증상과 심전도)와 함께, 관상동맥 질환의 주요 위험요인을 포함하는 간단한 검사

〈표 4-4〉 조기 심장 질환의 추가적 증거가 있거나 없는 경우에서, 위험요인 유무에 따른 이후 5년간의 심근경색 위험 예측(40~59세 남성)

| 선별검사 결과 | 대상자 중 비율(%) | 이후 심장마비에 이환되는 비율(%) | 전체 심장마비 사례 중 해당 집단에서 발생하는 사례의 비율(%) |
| --- | --- | --- | --- |
| 모든 남성 | 100 | 4 | 100 |
| 위험요인 상승 | 15 | 7 | 32 |
| 위험요인 상승 + 조기 질환 | 2 | 22 | 12 |

자료: Heller et al. (1984).

로 평가한 '고위험'의 각기 다른 정의가 지닌 예측 능력을 검토했다. 만일 늘어난 위험요인의 숫자로 '고위험'을 정의한다면 15%의 남성들이 예방적 도움을 받을 자격이 생긴다. 하지만 추적 조사 결과 이후 5년 동안 이들 중 단지 7%에서만 심각한 문제가 발생했고, 나머지 93%는 건강하게 생존했다. 또한 이 집단에만 한정된 예방 전략은 미래 발병 사례의 단지 1/3에만 영향을 미치는 것으로 나타났다.

만일 위험요인뿐 아니라 초기 질환의 증거를 포함해 좀 더 엄격한 고위험 기준을 적용한다면, 조언이 필요한 집단의 규모는 급격하게 작아진다(연구 대상 인구의 2%로 감소). 이제 여기에 해당하는 남성들의 발병 위험은 크게 높아지지만(22%), 여전히 80%는 건강한 상태로 남는다. 지역사회 관점에서 보자면, 우리는 지금 모든 심장발작의 88%를 예방할 기회가 전혀 없는 정책을 고려하고 있는 것이다.

이러한 예측을 개인들에게 적용하면 논리가 매우 취약해진다. 만일 고위험군을 광범위하게 정의한다면 포함된 이들 중 다수는 실제 문제를 지녔다고 입증하기 어렵고, 만일 협소하게 정의한다면 질병의 전체 부담을 감소하는 데 거의 기여하지 못할 것이다. 선택된 개인에게는 최선인 것이 지역사회에는 최악이 된다.

### 적용 가능성과 비용 문제

한 극단에서 이러한 문제는 매우 작을 수 있다. 신생아의 APGAR(출생 직후 신생아의 건강 상태를 신속하게 평가할 수 있는 지표로 피부색, 맥박, 반사, 근력, 호흡의 5가지 척도로 평가함. /옮긴이 주) 점수는 특별한 보살핌이 필요한 이가 누구인지를 확인하는 신속하고 간단한 방법이다. 단 한 번의 평가면 충분하고, 상대적으로 빠르게 필요한 진료를 완료할 수 있다. 또 다른 극단에, 어려움과 비용이 상당한 경우도 있다. 안압 상승과 녹내장 위험을 발견하기 위한 일상적 안압 측정은 정책적 측면에서 실패작이다. 안압 검사는 전문적 기술을 필요로 하며 대상자들에게 인기가 없고, 예측력이 낮으며, 치료 효과도 불완전한 데다가 장기적인 순응도가 안 좋았기 때문이다.

많은 정책이 어려움과 비용 측면에서 이 중간 정도에 해당한다. 한 건의 '치명적 사건'을 예방하는 데 드는 전체 비용(서비스 제공자와 참가자 모두에게)의 관점에서 예방 정책을 적절하게 평가하는 경우는 드물다. 가장 좋은 사례들은 백신이나 신생아의 출혈성 질환 예방을 위한 비타민 K 사전 접종처럼 일회성 혹은 간단한 중재에 한정되어 있다.

가장 제대로 평가되지 않은 정책(그러면서 가장 대중적인) 중 하나는 혈중 콜레스테롤 선별검사이다. 여기에는 적절한 비용 측정이 없었으며, 현재도 불가능하다. 평균적인 서비스 제공 상황(특별한 클리닉에 있는 이들과는 완전하게 다른)에서의 효과나, 수년에 걸친 식이 조언에 대한 순응의 정도를 우리가 아직 알지 못하기 때문이다. 선별검사에 대한 촉진은 장기적 지지를 제공할 수 있는 훈련된 인력을 구비하는 것과 상당한 불일치를 보이고 있다. 선택성과 우선순위에 대한 분명한 정책은 대개 존재하지 않으며, 그에 따라 한정된 자원은 가장 큰 혜택을 볼 수 있는 이들에게 주어지게 된다.

요약하자면 최소한 다음의 주요 질문들에 대해 계량화된 답변이 주어져야 정책을 제대로 평가할 수 있다.

- 중재의 효과성과 안전성
- 선별검사와 중재(가능하다면 장기적)에 대한 수용성, 반응, 순응도
- 한 건의 심각한 사건을 예방하는 데 드는 의료 비용과 참가자들의 비용(물리적·사회적·정서적 측면에서)

질병의 전반적 관리에 대한 기여는 실망스럽게도 작을 수 있다

만일 인구집단 중 쉽게 확인할 수 있는 소수 집단에 위험이 한정되어 있고, 이 집단에 국한된 중재가 효과적이고 부담 가능한 비용이며 수용 가능하다면, 고위험 전략은 문제 해결에 적절한 방법이라고 할 수 있다. 그게 아니라면 직접 관련된 개인에게 아무리 적절하다 해도 이러한 접근법이 그 자체로 공중보건 문제에 대한 답이 될 수는 없다. 그것이 해결할 수 있는 문제가 어느 정도인지는 인구집단에서 위험과 폭로가 분포하는 방식에 따라 상당 부분 결정될 것이다.

제5장

# 개인과 인구집단

## 개 인 간 변 이

　자동차 제조업체들은 특정한 시장의 요구를 만족시킬 수 있도록 가능한 한 최상급의 차를 설계하려고 한다. 그리고 실제로 늘 그런 것은 아니지만 이론적으로는 생산라인에서 출고되는 모든 자동차는 이러한 이상적인 설계에 부합한다. 인간의 경우는 이와 다르다. 사람들은 서로 모두 다르다. 개인의 고유한 특성 중 일부는 전체 인구집단에서 공통적일 수도 있다. 이를테면 칼라하리 사막의 부시맨과 에스키모들은 다른 설계에 따라 창조된 것이 분명하다(의심할 여지 없이 그들의 대조적인 환경적 요구에 대응해). 그러나 어떤 인구집단 안에서든, 각각의 인간들은 개별 자동차들에 비해 서로 훨씬 다르다. 크기, 육체적 힘과 지구력, 지능, 에너지 섭취, 행동 양식과 기질, 혈압, 그 밖의 무수한 개인적 속성들에서 말이다.
　이는 놀라운 현상이다. 수백만 년 동안 다윈식의 적자생존을 거쳤는데도 왜 우리는 모두 이상적인 키, 지능, 운동 능력을 갖추지 못한 것일까? 우리의 변이를 모두 제조 과정상의 결함 때문이라고 탓할 수는 없다. 통일성이 필요한 경우에는 거의 완벽에 가깝도록 표준화에 도달하기 때문이다. 예를 들면 개인들은 다양하지만, 인간의 기본적인 생화학적·생리학적 기전에는 거의 차이가 없다. 우리의 혈중 나트륨 및 칼륨 농도는 거의 동일하며, 섬세하고 정확하게 조절되고 있다. 그러나 대부분의 경우, 변이가 허용될 뿐 아니라 심지어 조장되기도 한다. 한 인구집단에 속한 개인들의 속성은 〈그림 2-1〉의 혈압 분포에서 제시되었듯 비교적 넓게 퍼진 '정규'분포를 따르는 경향이 있다.

이러한 변이는 건강에 대해 중요한 의미를 갖는다. 화이트홀 연구에서 우리는 키가 작은(이를테면 168cm 이하) 남성이 키가 큰(183cm 이상) 남성에 비해 향후 18년 내 사망할 가능성이 30% 높다는 것을 발견했다. 생존의 가치는 분명히 중립적인 것이 아니기에, 현저한 변이가 존재한다는 것은 각 개인들에게는 아니더라도 인구집단에 어떤 보상적 이득이 존재함을 시사한다. 동시에 인구집단의 평균을 둘러싼 변이의 수용 가능한 정도에 대해서도 제약이 존재한다.

한 인구집단에 속한 개별 구성원들 사이의 변이는 유전적 요인, 또는 사회적·행태적 영향, 혹은 이 두 가지의 혼합에 의한 결과일 수 있다. 변이의 전반적 수준은 다양성을 선호하는 힘과 통일성을 선호하는 힘 사이의 균형을 나타낸다.

## 다양성의 유전적 결정요인

### 다양성을 선호하는 요인들

유전적 다양성은 환경 변화에 대응하는 일종의 보험이라 할 수 있다. 만일 환경이 결코 변하지 않는다면, 조만간 모든 개인은 그러한 환경에 이상적인 유전적 구조를 향해 변해갈 것이다. 그러한 분화는 이주 상황이나 기후 및 다른 중대한 환경 변화에 직면한 경우에 재앙으로 판명날 수 있으며, 이주를 견뎌낼 능력은 제한될 것이다.

사변적으로 보자면 유전적 기초에 근거한 다양성은 각기 뚜렷이 구분되는 기능을 지닌 개인들로 구성된 사회에서 장점이 될 수 있다. 하지만 모든 사람이 왜 최고 지능의 유전자를 가질 수 없는가에 대해서는 답이 없는 것 같다. 현실이 그렇지 않다는 사실은 어떤 집합적 장점을 뜻하는 것이 아닐까?

### 다양성을 제한하는 요인들

범위의 극단에 해당하는 이들은 종종 생존과 건강에서 어떤 불이익에 처한다. 예를 들어 매우 뚱뚱하거나 마른 이들, 또는 유달리 혈압이 높거나 낮은 이들의 사망률이 훨씬 높다. 유전적 다양성의 존재는 장점이 될 수 있지만, 그 정도는 다양성 때문에 지불해야 하는 대가에 의해 제한된다.

## 다양성의 사회적·행태적 결정요인

유전적 요소는 지능, 신체의 크기, 혈압, 혈중 콜레스테롤 농도, 그

밖에 건강과 기능에 영향을 미치는 다른 많은 특성들의 변이에 기여한다. 하지만 이들 각각에는 또한 환경적 요소가 존재한다. 지능(가능한 유일한 방법인 지능 검사 결과로 측정된)은 사회적·교육적 환경에 의해 영향을 받고, 혈중 콜레스테롤 농도의 분포 곡선에서 특정 개인이 차지하는 위치는 유전자뿐 아니라 식이에도 영향을 받는다.

### 다양성을 선호하는 요인

꿀벌 집단 내 모든 일벌은 서로 매우 비슷하다. 그들의 임무는 극소수이며 표준화되어 있고, 각 개체는 활동에서 동일한 생활 유형을 지닌다. 인간은 그렇지 않다. 우리는 독창성, 창의성, 적응력에 의해 번성하며, 이는 행태의 다양성을 의미한다. 유럽공동체 집행위원들이 단일한 절차와 규제를 모든 회원국에 강제하려고 애쓸 수는 있지만, 이러한 벌집 스타일로의 회귀는 개별적인 존재이고자 하는 – 서로 다르고자 하는 – 인간의 충동으로 인해 저항을 낳는다.

가난하게 살아가는 세계의 커다란 부분에서라면, 그러한 다양성을 외부적으로 표현할 기회가 제한될 수 있다. 적어도 식이, 직업, 주거와 관련해서는 그렇다. 하지만 경제적 성장은 다양성을 향한 내재된 충동을 드러내고 가능하게 한다. 다양화를 향한 그러한 힘은 '건강한' 행태라는 단일한 규범을 강제하는 모든 시도에 저항할 것이다.

### 다양성을 제한하는 요인

한 여성이 신문의 독자 투고란에 흥미로운 경험을 소개했다. 그녀의 정원에 있는 나무는 한 떼의 까마귀 무리에게 안식처를 제공했다. 어느

날 그녀는 한 쌍의 까마귀가 무리에서 조금 떨어진 곳에 그들의 둥지를 만들기 시작하는 것을 목격했다. 하지만 이러한 독립성은 나머지 무리들이 용납할 수 없는 것이었고(까마귀는 사회성이 매우 강한 군집성 조류), 그들은 이러한 일탈적 시도를 파괴했다. 한 쌍의 까마귀는 포기하지 않았고, 두 번째 시도를 했다. 이 또한 똑같은 운명을 맞이했고, 그들은 다양성을 향한 세 번째 시도를 감행했다. 그들의 세 번째 시도도 실패한 다음 날, 그녀는 평소와는 다른 새소리에 잠에서 깨어났다. 그녀는 일어나 창가로 다가갔다. 그녀는 잔디밭에 까마귀 무리가 원을 그리며 도열해 있고, 그 원의 중심에 고립된 한 쌍의 까마귀가 있는 것을 보았다. 격앙된 흥분의 시기가 지나자, 무리는 그 일탈자 쌍을 공격해 죽여 버렸다.

이 우울한 이야기는 인간 행태에도 적용될 수 있다. 우리 인간이 매우 개별적인 존재이기는 하지만, 또한 사회적 존재이기 때문이다. 사회는 불순응에 위협을 느끼며, 그에 저항한다. 때로는 아주 엄하게 저항하기도 한다. 한 인구집단 내에서는 제한된 범위의 행태만이 허용된다.

플라톤은 다음과 같이 썼다.

소크라테스는 그 도시가 인정하는 신들을 인정하지 않고 다른 새로운 종교를 인정함으로써 죄를 지었다.

그에 대한 결과는 치사량의 독약이었다.

사회적 규범은 우리가 어떻게 살아가야 하는지를 엄격하게 규제하며, 그 경계를 넘는 개인들은 문제에 부딪힐 수 있다. 우리의 개인적인 삶의 양식이 우리 자신의 자유로운 선택이라고 생각할지 모르지만 그러한 믿음은 종종 잘못된 것이다. 흡연이 만연한 환경에서 비흡연자가 되기는 어려우며, 그 반대도 마찬가지이다. 가족이나 동료들과 매우 다른 식습관을 갖기란 아마도 불가능할 것이다. 사회적 규범은 다양성에 엄격한 제한을 부과한다. 소수에게 사회의 대다수와 달라지라고 설득하고자 하는 이들은 까마귀 무리의 사례를 기억할 필요가 있다.

## 인구집단 간의 변이

한 인구집단 내 개인들이 가진 특성의 변이는 연속적인 단일봉 분포를 따르는 경향이 있다는 사실을 확인한 피커링(Pickering, 1968)에게 우리는 감사해야 한다. 분포 곡선은 대칭적이거나 질병과 연관된 방향으로 치우칠 수도 있다. 혈압 분포는 높은 수준(고혈압)을 향해 치우쳐 있는 반면, 노력 호기량forced expiratory volume의 분포는 낮은 수준(기도 폐쇄)을 향해 치우쳐 있다. 치우침의 정도는 비정상의 정도를 의미한다.

피커링은 한 인구집단 내에서 개인들이 변이를 나타내는 방식에만 관심을 가졌다. 그는 인구집단들이 나타내는 변이 방식에 대해서는 전혀 고려하지 않았다. 대부분의 임상 연구자처럼, 그에게도 관심 단위는 개인이지 인구집단이 아니었다. 생리학자 앤슬 키스Ancel Keys(Keys, 1970)는 오늘날 널리 알려진 〈그림 5-1〉 – 일본과 핀란드에서의 혈중 콜레스테롤 분포를 비교한 – 을 통해, 우리의 사고를 새롭고 흥미로운 영역으로 발전시킨 선구자였다. 이 간단한 그림은 예방 전략에 대해 근본적으로 중요한 메시지를 담고 있다.

〈그림 5-1〉 일본 남부지방과 핀란드 동부지방 주민들의 혈청 콜레스테롤 농도 분포 비교

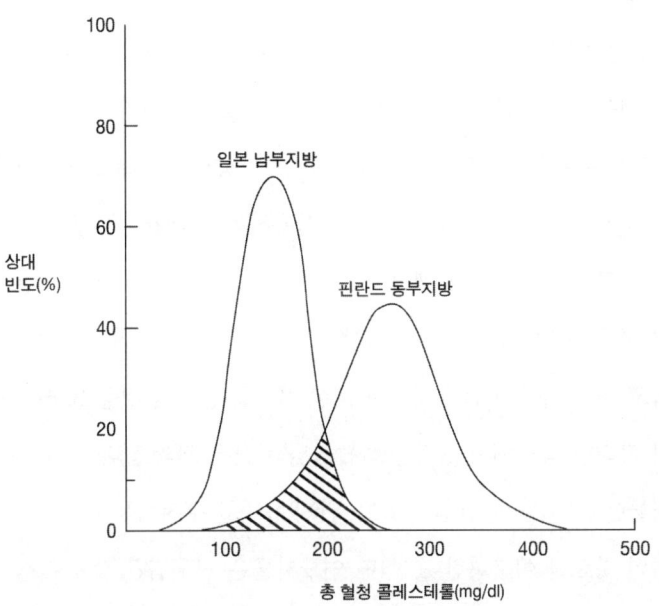

## 인구집단 전체를 포함하는 차이

핀란드에서 혈중 콜레스테롤 농도의 평균이 높은 것은 혈중 콜레스테롤 수준이 매우 높은 개인들이 많다는 사실을 반영했을 뿐이라고 결론 내릴 수도 있다. 하지만 이는 사실이 아니다. 분포의 치우침은 전체 인구집단을 포괄한다. 물론 실제로 고콜레스테롤 혈증의 유병률은 핀란드에서 높다. 하지만 우리가 이에 대한 설명을 찾고자 한다면, 그 해답은 개인들에 대한 탐구가 아닌 공동체 수준의 요인들을 탐색함으로써 얻을 수 있을 것이다. 이것이 키스의 위대한 통찰력이었다. 이는 탐

구의 방향을 임상 연구(개인 수준)에서 역학 연구(인구집단 수준)로 이동시키고, 따라서 예방 행위의 수준도 개인들에서 전체 공동체들로 이동시킨다.

키스는 매우 다른 두 나라에서, 주목할 만한 혈중 콜레스테롤 분포 비교 그림을 제시했다. 하지만 이러한 결과가 실제로 더 많은 인구집단 혹은 더 많은 변수에도 일반화될 수 있는지 검정하기 위해 그의 '7개국 비교 연구'에서 얻은 광범위한 자료를 활용하지는 않았다(Keys, 1970). 그러한 자료가 드물다는 점에서 이는 매우 아쉬운 일이다. 사람들은 다수의 지역들에서 대규모 표본을 대상으로 주의 깊게 표준화된 방법으로 측정하고, 연구자들이 전체 분포에 대한 자료를 출판할 것을 요구한다. 하지만 그러한 측면에서 생각을 하는 연구자들은 거의 없다! 대부분의 연구자들은 '사례들'에 관심이 있고, 단지 유병률 추정치를 보고하기 위해 그들의 자료를 이분화한다. 어떤 연구자들은 인구집단 값에 관심을 갖지만, 단지 요약된 형태에만 관심을 두고 평균과 표준편차를 제시할 뿐이다. 분포에 관한 대부분의 자료는 원래의 조사 기록에 사장되어 세상에서 잊히고 있다.

우리가 시행한 인터솔트 연구(Intersalt Cooperative Research Group, 1988)는 32개국 52개 인구집단의 남성과 여성 1만여 명 이상에게서 얻은 혈압과 그 관련 변수들에 대해 양질의 표준화된 자료를 제공했다. 이는 야노마모 인디언에서 도시 지역 미국인까지, 또 중국에서 카리브해 지역까지 인간이 처한 지리적·사회적·경제적 환경의 놀랍도록 다양한 전 영역을 포괄하고 있다. 52개 표본들을 중위 값에 따라 서열화한 후, 동일한 규모의 5개 군으로 묶었다. 〈그림 5-2 (a)〉는 수축기 혈

〈그림 5-2〉 32개국 52개 인구집단의 조사에서 추정한 20~59세 남녀 5개 군에서 수축기 혈압과 체질량지수의 분포 이동

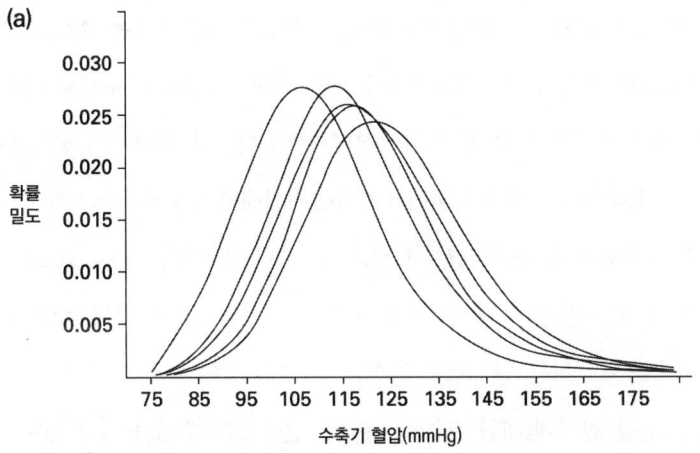

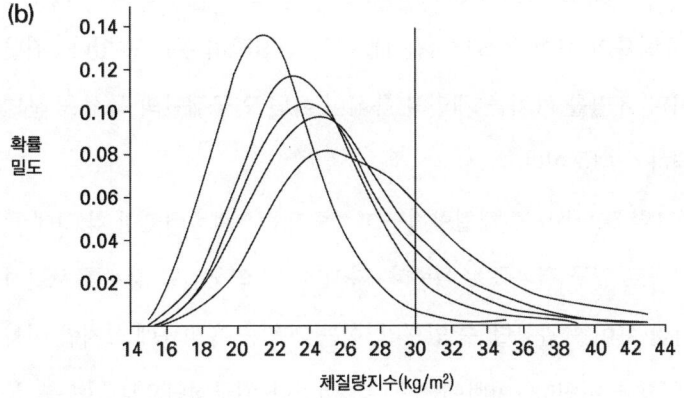

주: (a) 수축기 혈압, (b) 체질량지수.

압에 대한 결과를 요약해서 보여주고 있다.

첫 번째 특징은 분포의 이동이 크다는(20mmHg 이상) 점이며, 그 결과 고혈압 유병률은 낮게는 0%(야노마모 인디언)에서 높게는 33%(미시시피 주 흑인)에 이른다. 이러한 차이는 (뒤에 다루어지겠지만) 공중보건

에 중요한 함의를 갖는다.

앞의 발견만큼이나 놀라운 사실은 혈중 콜레스테롤 농도에 관한 키스의 사례에서처럼, 혈압 분포가 전체적으로 이동한다는 점이다. 즉, '변이계수'(평균에 대한 표준편차의 비)가 거의 일정하게 유지된 상태에서, 혈압 범위의 낮은 부분은 높은 부분이 이동한 만큼 이동한다(이는 앞서의 논의에서, 동일한 사회에서 개인들 사이에 변이를 제한하는 힘과 다양화를 지향하는 힘 사이의 균형에 대해 예측했던 것에 부합한다). 고혈압 유병률의 상당한 변이는 '왜 어떤 개인들이 다른 이들에 비해 혈압이 높은가?'를 탐구하는 연구로는 설명할 수 없을 것이다. 하지만 바로 이것이 고혈압 원인에 대한 오늘날 대다수 연구들의 주제가 되고 있다. 우리가 그 이유를 완벽하게 이해할 수 있는 날이 오기는 하겠지만, 아직은 유병률의 차이를 설명하는 데 전혀 근접하지 못하고 있다. 집단들 사이의 유병률 차이는 개인의 특성이 아닌 인구집단의 특성을 분명히 반영하기 때문이다.

〈그림 5-2 (b)〉는 체질량지수(과체중 또는 저체중에 관한 척도)에 관한 인터솔트 연구 결과를 보여준다. 다시 한 번 인구집단 전체를 포괄하는 커다란 차이를 관찰할 수 있으며, 이는 과체중 유병률에 크지만 이차적인 영향을 미친다. 이번에는 좀 더 비만한 인구집단으로 갈수록 분포곡선이 높은 체질량지수 쪽으로 치우치는 정도가 점점 커진다. 분명한 것은 인구집단이 비만할수록 극단적인 변이를 허용하거나 지지하게 된다는 점이다.

우리는 인터솔트 연구를 통해, 다른 신체 측정치(키, 몸무게, 심박 수)와 행태 특성(음주와 소금 섭취)에 대한 인구집단 간 차이도 조사할 수 있었다. 각각의 경우, 52개 인구집단들 사이의 차이는 컸으며, 그것은 전체 분포의 이동에서 비롯된 결과였다(다른 분야에서의 유사한 사례가 다음 장에서 다루어질 것이다).

## '정상적인' 다수가 무엇이 '비정상'인지를 정의한다

'정상'이라는 단어는 많은 혼란을 초래한다. 통계학자들은 이를 어떤 특정한 수학적 속성을 가진 분포를 기술하는 용도로만 사용한다. 그러나 혼란의 대부분은 '흔함common'을 의미하는 '정상'이라는 용어를 '건강함' 혹은 받아들일 만한 것을 의미하는 '정상'과 광범위하게 동일시함으로써 발생한다.

혈중 콜레스테롤 농도를 예로 들어보자. 〈그림 5-1〉에서 분명하게 드러나듯 일본에서 '높은 콜레스테롤'에 해당하는 것이 핀란드에서는 '낮은 콜레스테롤'로 간주될 수 있다. 이는 모든 국가의 임상 실험실들이 지역적으로 흔한 것에 따라 이른바 '정상 범위'를 정의하기 때문이다. '정상' 결과가 좋은 결과라고 결론 내리기 쉽다.

혼란은 행태와 윤리적 영역으로 확장될 수 있다. 만일 대다수의 사람이 (건강 기준으로 보건대) 거의 운동을 하지 않는다면, 이러한 형태는 '정상적'인 것으로 여겨지고, 여기에서 벗어나는 이들은 '운동 괴짜'가 된다. 다수파가 틀릴 수는 없다는 가정에 따라, 일반적으로 '적당히' 먹고 마시는 것이 지지받는다. 공격성의 허용 가능한 한계는 지역 문화와 관련해서 정의된다. 그래서 한 사회에서 받아들여지는 것이 다른 사회에서는 처벌을 받을 수 있다.

그러한 경우, '정상적인' 다수의 표준이란 상대적인 것이지 절대적인 것이 아니며, 장소나 시간에 따라 달라질 수 있다. '흔한' 것과 '건강한' 것이 혼동되고 있다는 것을 알아채지 못한 상태에서 무엇을 '비정상적'이라고 여길지 정의하는 것이다.

물론 사회들이 왜 그런 식으로 추론하는지에 대해 설득력 있는 이유는 있다. 어떤 사회적 종에서도, 안전은 서로 비슷함에서 비롯되며 일탈은 위험하다. 그러나 건강(신체적·정신적·도덕적)의 관점에서 볼 때, 일부 두드러지는 예외가 존재한다. 나이지리아의 한 농촌 공동체에서는 갓 태어난 아이의 탯줄에 소똥을 문지르는 관습이 오래전부터 존재해왔다. 그 결과 태어난 아이 세 명 중 한 명이 파상풍으로 사망했는데도 말이다. 현대의 서구 지역사회에서 인구의 1/3이 심혈관 질환으로 사망하는데도 무분별하게 먹는 것이 관습이 되고 있다. '흔함'이 '질병'을 의미할 수 있다.

예방의 인구집단 전략은 전체적인 위험요인 분포가 바람직한 방향으로 이동하는 것을 추구한다. 그것은 다수를 변화시켜야 한다는 만만찮은 어려움에 직면하게 되는데, 이는 정상이라고 여겨지는 것을 재정의해야 함을 의미한다.

## 아픈 인구집단과 건강한 인구집단

히포크라테스는 기원전 5세기의 저술에서 다음과 같은 조언을 했다. 새로운 도시로 이주하려는 이들은 그곳의 지리와 물 공급(연수, 경수, 염분이 있는 물), 그 지역 주민들의 행태('그들이 과도한 음주와 식이를 좋아하거나 게으른 경향이 있는지, 아니면 운동과 열심히 일하는 것을 좋아하는

지')에 따라, 그곳이 살기에 건강한 곳일지 해로운 곳일지 평가하는 조사를 시행해야 한다는 것이다.

이처럼 건강함이 단지 그 사회의 개별적 구성원들의 속성이 아니라 전체적으로 인구집단의 속성이라는 개념은 오랫동안 사장되어 있었다. 이는 19세기의 위대한 프랑스 사회학자인 에밀 뒤르켐Émile Durkheim에 의해 부활되고 확장되었다.

각 국민은 고유의 자살률을 가진 것으로 보인다. ……그리고 자살률의 증가는 각 사회의 속성들이 보이는 변화 속도에 부합한다. ……그리고 결혼, 이혼, 가족, 종교 사회, 군대 등은 분명한 법칙에 따라 자살률에 영향을 미치며, 그중 일부는 수식으로 표현될 수도 있다. 통계 자료는 각 사회가 집합적으로 겪고 있는 자살률을 표현한다(Durkheim, 1897).

뒤르켐의 주장은 자살률이 단지 국가마다 다르다는 것이 아니라 전체 사회의 집합적 속성이 이러한 차이의 바탕에 자리하고 있다는 것이다. 이와 관련해 루크S. Lukes는 다음과 같이 논평했다.

뒤르켐은 전체로서 사회의 속성인 사회적 실체social reality가 존재하며, 이는 물의 특성을 수소와 산소의 속성으로부터 예측할 수 있는 것과 달리 사회의 개별 구성원들을 분석하는 것으로는 예측할 수 없다고 믿었다. 그는 사회적 실체가 개인의 행태를 결정하지, 그 반대는 아니라고 여겼다(Lukes, 1973).

전체로서 사회의 특성과 그 개별 구성원들의 특성이 완전히 독립적이라고 주장하는 것은 지나치게 극단적이다. 하지만 공중보건의 원칙을 견지하기 위해서는, 사회가 개인들의 집합체일 뿐 아니라 총체이기도 하며, 개별 구성원들의 행태와 건강이 집합적 속성과 사회적 규범에 의해 심원한 영향을 받는다는 것을 이해해야 한다. 시간이 충분하다면, 이러한 집합적이고 사회 총체적인 특징들은 개인들의 노력(여론 주도층이나 보건 교육가들)이나 경제, 환경, 혹은 기술 발전에서 나타나는 변화의 집단적 효과에 의해 변화할 수 있다. 개인들의 노력은 사회적 추세와 함께 작동할 때 효과적일 가능성이 높다.

## 집합적 건강

공중보건에서 사회는 중요하다. 그것은 생활에, 따라서 개인들의 건강에 심원한 영향을 미치기 때문이다. 그렇다면 사회는 또한 그 자체로 중요성을 갖고 있을까?

우울증에 대한 인구집단 조사는 각 개인들에게 점수를 부여하며, 이 점수는 개인의 건강 및 기능과 관련 있다는 것이 확인된 바 있다(〈그림 3-3〉 참조). 이러한 조사 결과는 전체 인구집단의 평균 점수를 산출하는 데에도 이용될 수 있다. 이 평균 점수는 무엇을 의미할까? 사회들은 집합적으로 기능하기 때문에, 개인의 우울증 점수가 개인의 안녕에 중요한 것만큼 각 사회의 평균 기분도 그 사회의 집합적 기능에 중요하지 않을까?

개인들에게서 측정할 수 있고 개인의 행태와 관련된 속성 중에 적대감hostility 또는 공격성aggression이 있다. 한 인구집단의 적대감 평균 점수는 무엇을 의미할까? 이것이 국내의 또는 국가 간 공격성의 성향을 나타낼까? 공격성은 인구집단, 문화, 하위문화들 사이에서 어떻게 다를까? 어떠한 요인이 이러한 차이를 결정할까? 정신적·신체적 건강에 대한 다른 척도들에 대해서도 비슷할까?

인구집단의 그러한 속성은 변화될 수 있을까, 아니면 단지 수동적 관찰만 가능한 것일까? 원칙적으로 이 모든 질문은 연구 주제가 될 수 있다. 하지만 이는 거의 탐구되지 않은 영역인데, 연구가 불가능해서가 아니라 의학이 개인들에 대한 관심에만 사로잡혀 있기 때문이다. 따라서 그 중요성은 대체로 알려지지 않았지만 아마 대단히 클 것이다.

인구집단의 신체적 건강과 관련해서도 비슷한 질문을 던질 수 있다. 건강한 개인들일수록 에너지와 정력이 넘친다. 인구집단의 피트니스 평균이 증진된다면 사회의 기능에도 그에 상응하는 편익이 발생할까? 반대로 좌식 생활 때문에 과체중 상태가 된 건강하지 못한 인구집단은 어떤 집합적 손실을 겪을까?

인구집단 예방 전략의 주된 목표는 개인들의 궁극적 편익을 추구하는 것이다. 이는 또한 더욱 건강한 인구집단을 추구한다는, 좀 더 광범위한 목표를 가질 수 있다.

제6장

# 인구집단의 분포 변화가 갖는 의미

사회는 사회 일탈자들과 거리를 두려고 애쓴다. (정신 질환자나 에이즈 환자의 격리 같은) 물리적인 것일 수도 있고, 혹은 호칭을 붙여 따로 구분하거나('고혈압 환자', '우울증 환자', '훌리건'), (비만, 빈곤 관련 질병, 알코올 의존, 폭력 같은) 그들의 문제에 대한 책임을 부정하는 방식을 통해서 말이다. 하지만 실제로 일탈자들은 인구집단 내 분포의 한 극단일 뿐이다. 그들은 서로에게 속해 있으며, 사회가 그것을 좋아하든 아니든 사회는 하나이다.

이제 인구집단과 그 일탈자들 사이의 이러한 상호 연관성, 그리고 인구집단에서의 변화가 이 일탈자들에게 갖는 보건학적 의의를 설명하려고 한다. 이는 총체로서 인구집단에 대해 그러한 변화가 갖는 보건학적 의미에 대한 고찰로 이어질 것이다.

## 인구집단의 평균이 일탈의 발생에 미치는 효과

한 인구집단 안에서 개인들 사이의 변이 범위는 다양성을 지향하는 힘과 통일성을 지향하는 힘 사이의 균형에 의해 면밀하게 통제된다고 앞 장에서 주장한 바 있다. 그 결과, 인구집단 중심경향성(평균)에서의 변화는 산포散布 정도가 안정된 가운데 전체적인 이동을 수반하게 된다. 이는 인터솔트 연구의 52개 센터에서 살펴본 혈압과 몸무게 분포 유형을 통해 입증되었다(〈그림 5-2〉; Intersalt Cooperative Group, 1988). 키, 소금이나 알코올 섭취량 같은 다른 건강 관련 특성들에서도 비슷한 결과가 관찰된다(Rose and Day, 1990). 다른 사례들은 나중에 살펴볼 것이다.

인구집단 결과의 전체 분포가 이동한다는 것은 필연적으로 극단 값 발생에 변화가 있음을 의미한다. 균일하거나 전면적인 이동일수록 인구집단 평균과 일탈의 유병률 사이의 상관성은 강해진다. 〈그림 6-1〉은 인터솔트 연구에서 이러한 관계가 특히 밀접하게 나타났던 4개 건강 관련 변수들을 보여주고 있다. 두 변수는 물리적인 특성이고(혈압과 몸무게), 다른 두 개는 행동 특성이다(소금과 알코올 섭취). 상관계수(선형 연관성의 정도를 나타내는 척도이며 1을 넘을 수 없음)는 0.78~0.97 범위에 있다. 분명히, 세계 어느 곳이든 특정 인구집단의 혈압 평균이 주어진다면, 고혈압 유병률을 정확하게 유추할 수 있을 것이다. 마찬가지로 비만의 유병률은 인구집단 평균 몸무게의 함수이며, 과도한 음주자의 숫자는 해당 인구집단에 속한 '평균 씨氏'의 알코올 섭취량을 통해 정확하게 예측할 수 있다. 소금 섭취에 대해서도 똑같은 원리가 적용된다.

이는 한 특성의 값이 다른 특성의 값을 예측할 수 있는 정도에 대한 실제에 근거한 진술들이다. 그러나 평균을 계산할 때 높은 (일탈)값이 포함된다는 사실은 일종의 순환 논리적 요소가 포함되어 있음을 뜻한

〈그림 6-1〉 32개국 52개 인구집단 표본에서 인구집단의 평균과 일탈(높은 값) 유병률 사이의 관계(20~59세 남성과 여성)

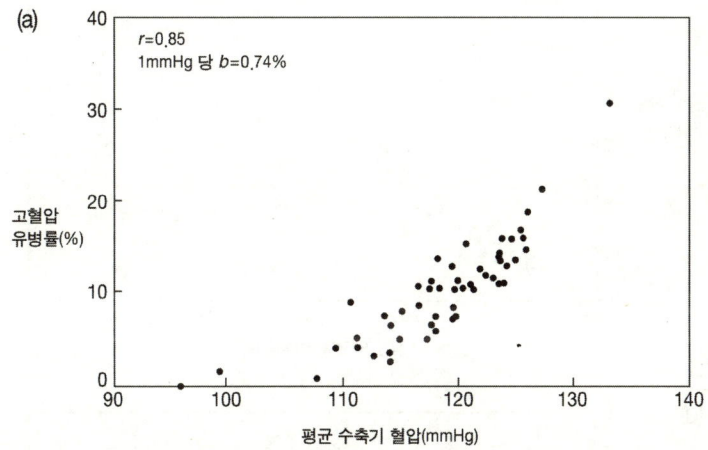

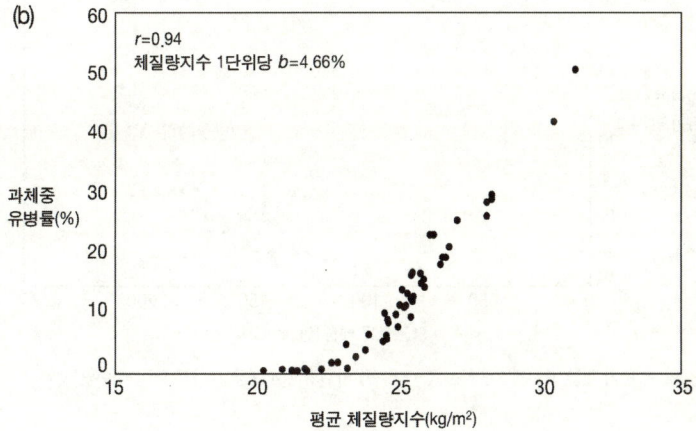

제6장 인구집단의 분포 변화가 갖는 의미    105

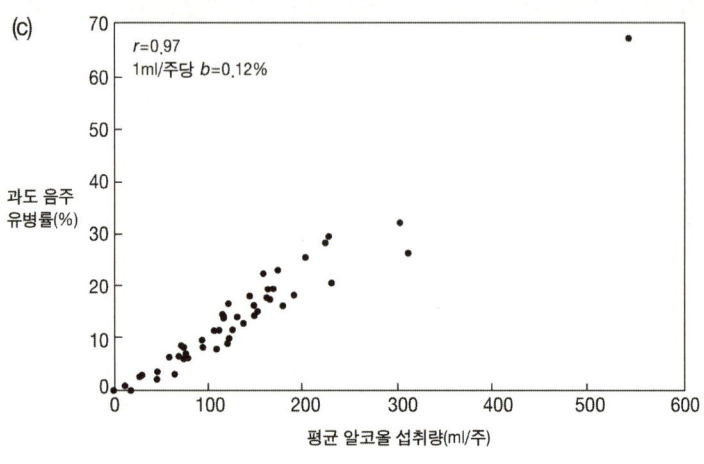

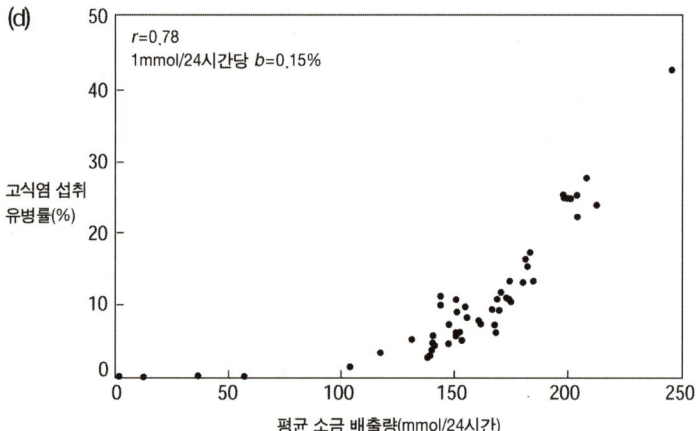

주: (a) 수축기 혈압, (b) 체질량지수, (c) 알코올 섭취량, (d) 요중 24시간 소금 배출량.

다. a와 b의 합은 b와 상관성이 있을 수밖에 없다. 이러한 문제는 높은 값을 제외하고 평균을 계산함으로써 피해 갈 수 있다. 이제 인구집단의 나머지 부분에서 산출한 새롭고 독립적인 평균값과 일탈의 유병률을 비교할 수 있다. 상관계수들의 크기는 감소하지만 여전히 크며 (0.64~0.78) 통계적으로도 유의하다. 연관성의 기울기는 실제로 더 커

〈표 6-1〉 '높은' 값을 가진 사람들의 숫자를 1/4 감소시키기 위해 필요한 인구집단 평균값의 감소 정도

| 변수 | '높음'의 정의 | 인구집단 평균에서 필요한 감소량(%) |
|---|---|---|
| 수축기 혈압(mmHg) | 140 이상 | -4(3%) |
| 몸무게(kg) | 92 이상* | -1(1.25%) |
| 알코올 섭취량(ml/주) | 300 이상 | -20(10%)** |
| 소금 섭취량(mmol/일) | 250 이상 | -40(25%) |

주: * 체질량지수 30kg/m$^2$ 이상, 평균 신장 1.75m.
　　** 원래 술을 마시지 않는 사람은 제외.
자료: 20~29세 영국 성인 자료에 근거함(Intersalt Cooperative Research Group, 1988).

졌다.

이러한 자료는 전체 인구집단의 값을 전반적으로 감소시킬 때 나타나는 일탈자 숫자의 감소를 예측하는 데 활용할 수 있다. 〈표 6-1〉은 일탈 유병률을 25% 감소시킬 수 있는 인구집단 평균의 감소 수치를 나타낸다. 이러한 효과는 놀랄 만큼 강력하다. 평균 혈압이 단지 3%만 낮아져도 고혈압과 관련된 임상적 문제와 그에 대한 진료 규모를 1/4 줄일 수 있다. 평균 몸무게가 1kg 감소하면 비만 유병률에서 그와 비슷한 감소가 일어나고, 모든 음주자의 알코올 섭취가 평균 10% 줄어들면 과도 음주자의 유병률이, 또 소금 섭취가 전반적으로 25% 감소한다면 과다한 소금 섭취에 따른 유병률이 그만큼 감소할 것이다. 이러한 변화들은 절대로 극단적이거나 도저히 불가능한 것이 아니다. 이는 현재 인구집단 내에서 이미 많은 이들이 하고 있는 것을 대다수의 사람들이 해야 한다는 것을 의미할 뿐이다.

임상적으로 중증의 주혈흡충증은 굉장히 심하게 감염되지 않으면 잘 나타나지 않는다. 이 같은 사례, 문제 요인에 심하게 폭로된 이들에

게 관심을 한정하는 경우, 전체 폭로 분포의 전반적 감소는 특히 효과적일 것이다.

이와 같은 사례들이 의미하는 바는 단순하다. 인구집단 전체 수준에서 온건하고 성취 가능한 변화는 뚜렷한 문제를 가진 사람들의 숫자를 크게 감소시킬 수 있다는 것이다. 그 반대로 일탈이 억압되면서 모든 사람이 '행복한 평균'을 따르는 예는 찾아보기 어렵다. 인구집단 전체는 변화하지 않으면서 일탈을 제거하기란 불가능해 보인다. 다양성을 지향하는 힘이 이를 방해할 것이다.

**정신건강의 사례**

고령화로 인한 질병 가운데 치매만큼 위협적인 것은 없다. 치매는 어느 정도로든 우리 모두에게 영향을 주고 우리는 그것과 함께 살아가는 법을 배울 수 있다. 하지만 심할 경우, 치매는 개인의 정체성과 존엄성을 파괴한다. 중증 노인성 치매의 유병률은 지역사회마다 다르고, 현재 수많은 연구들이 원인을 밝히기 위해 애쓰고 있다. 이 연구들은 중증 사례의 원인을 찾는 데 몰두하지만, 그러한 사례들이 고령 인구집단 전체의 정신건강 상태를 반영할 가능성에는 거의 관심을 기울이지 않는다(Brayne and Calloway, 1988).

'영미 국가 간 지역사회 노인 연구'(Gurland et al., 1983)의 연구진은 표준화된 방법을 이용해 뉴욕과 런던에 거주하는 고령 남성의 인지 기능을 비교했다. 이들은 조사 결과의 분포 전체를 보고했다(〈그림 6-2〉). 낮은 점수는 뉴욕 표본에서 더 흔하게 관찰되었다. 2점 미만의 점수를 받은 이들이 뉴욕에서는 20% 이상이었던 데 비해, 런던에서는 15% 미

〈그림 6-2〉 뉴욕과 런던의 고령 남성 집단에서 인지 기능 검사 점수의 누적 유병률: 영미 국가 간 지역사회 노인 연구

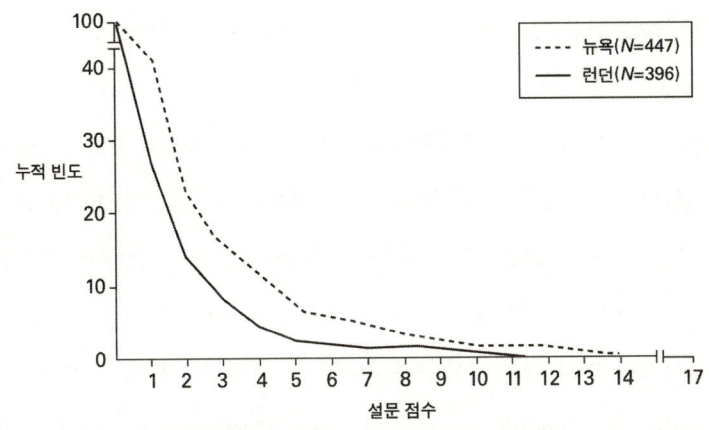

만이었다. 하지만 이를 별개의 문제로 간주해서는 그 차이를 이해할 수 없다. 앞의 사례와 마찬가지로 우리는 인지 기능의 전체 분포에서 지역사회 차원의 전반적인 이동이 있음을 목격할 수 있다. 낮은 점수만큼이나 높은 점수(바람직한 결과)도 이동하는 것이다. '왜 뉴욕 남성에게서 치매가 더 흔할까?'는 잘못된 질문이다. 옳은 질문은 '왜 이 지역사회에서 인지 기능의 전반적 점수가 더 나쁠까?'여야 한다. 치매에 걸린 개인들이라는 문제는 전체 인구집단에 작동하는 어떤 영향의 한 측면을 반영할 뿐이다(이 두 표본에서 관찰된 결과를 국가 수준으로 일반화할 수 있다고 가정하는 것이 무모하거나 어쩌면 잘못일 수도 있다는 점을 지적할 필요가 있다).

제레미 앤더슨Jeremy Anderson은 최근 연구에서 이러한 접근법을 지역사회 정신보건에 관한 좀 더 일반적인 연구로 확장했다(Anderson·

Huppert·Rose, 1993). '건강 및 생활 습관 조사'(Cox et al., 1987)는 무작위 추출된 영국 성인 6,317명을 조사했다. 이 조사는 30개 항목으로 구성된 '일반 건강 설문General Health Questionnaire'(Goldberg, 1972)의 수정판인 '만성 질환 및 일반 건강 설문Chronicity and the General Health Questionnaire: CGHQ'을 포함했다(Goodchild and Duncan-Jones, 1985). 이 설문은 정신 질환을 선별하기 위해 고안된 것으로, 특정 기준점을 초과하는 점수를 받은 개인들은 정신과 의사에 의해 '환자'로 간주될 가능성이 높다. 이러한 목적에 따라 설문지의 타당성이 검증되었고, 지역사회에서 정신 질환 유병률을 측정하기 위한 연구들에 광범위하게 쓰이고 있다. 각 개인들에게 점수가 부여되기 때문에, 단지 '환자'만 가려내는 것이 아니라 정신건강 수준의 수량화된 척도를 보여줄 수 있다. 이러한 추가적 정보는 지금까지 대개 간과되었고, 전체 점수의 분포에 관한 자료를 담고 있는 논문은 거의 없었다. 우리는 다행스럽게도 그러한 분석을 위해 '건강 및 생활 습관 조사'에서 얻은 자료를 확보할 수 있었다.

점수의 분포는 연속적인 단일봉의 모습을 나타내며, '유병자'와 '정상인'을 가르는 어떠한 절단점도 보이지 않는다(〈그림 6-3〉). 이는 상대적으로 흔한 정신 질환들이 명확한 질병이라기보다 정도의 차이가 있는 양적 상태임을 의미한다. 전체 응답자의 30%는 통상적으로 정신 질환자로 정의되는 기준 이상의 점수를 기록했다. 유병률은 동부 미들랜드 지역 남성의 20%에서부터, 북부지역 여성의 40%에 이르기까지 다양하게 나타났다(어떤 인구집단의 40%가 정신과 치료를 받아야 한다고 가정하는 것이 실제로 가능한가?).

〈그림 6-3〉 영국 성인 무작위 표본에서의 CGHQ 점수(정신 질환의 척도)의 백분율 분포

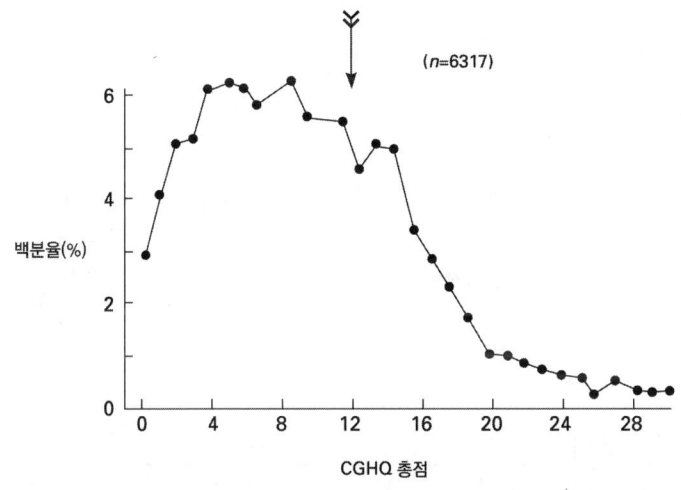

〈그림 6-4〉는 이러한 놀라운 유병률 차이가 다양한 집단들의 평균 점수와 관계있다는 것을 보여준다. 그 관계는 앞의 사례만큼이나 밀접해서, 상관계수가 0.92에 이른다(기준점 초과 값을 제외하고 평균을 다시 계산하면 상관계수는 0.82로 감소). 여기에는 몇 가지 중요한 결론이 존재한다. 첫째, 전체로 간주되는 지역사회 속성이 존재한다. 즉, 인구집단의 전반적 정신건강 수준이 존재하며 이는 평균 점수로 측정된다. 둘째, 이러한 집합적 특성은 지역, 성별, 사회 계급, 소득 집단 사이에서 커다란 차이를 보인다. 이러한 차이들은 산포도의 변화는 거의 없이, 전체 분포의 이동에 따라 발생한다. 셋째, '정신 질환'의 유병률 차이는 모집단이 되는 지역사회들의 정신건강 상태의 차이를 반영한다. 빙산의 드러난 일각(유병률)은 그것의 전체 크기에 비례한다(인구집단의 평균).

〈그림 6-4〉 지역과 성별에 따른 기준점 이상 점수의 유병률과 평균 CGHQ 점수의 산점도

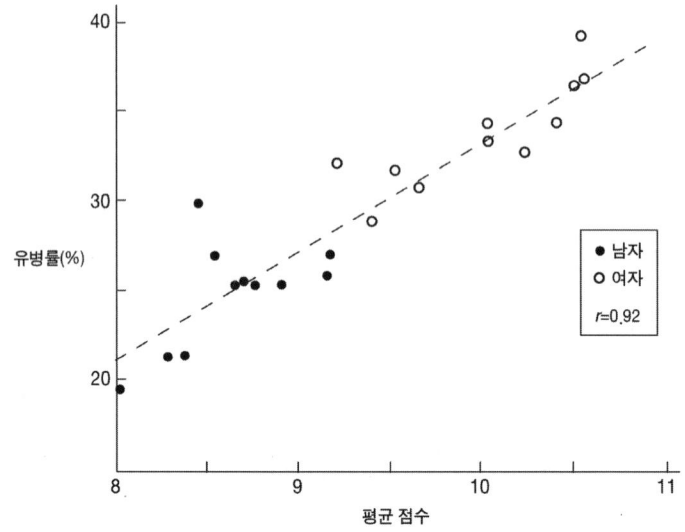

일반적으로 정신과 의사는 사회학자와 달리 전체 인구집단 정신건강의 특성이 존재하고 그것이 중요하다는 것을 잘 모르는 것 같다. 그들의 관심사는 오로지 아픈 개인들에게 국한된다. 그러나 아주 경미한 준임상적 우울증도 개인들의 기능 저하와 관계있는 것처럼, 인구집단의 평균 기분 혹은 우울 수준은 집합적 혹은 사회 전체의 기능에 영향을 미칠 것이 분명하다. 그것의 측정과 결정요인에 대한 연구가 이토록 경시되었던 것은 불행이다.

'일반 건강 설문'을 이용한 우울증 점수, 음주 분석 결과에서 밝혀진 것들은 공격성의 분석에도 적용된다. 서로 다른 사회들, 혹은 한 사회의 다른 시기들을 비교해보면 적대감이나 공격성의 정도는 연속성으로 나타날 것이며, 전체적으로 상향 혹은 하향하는 단일봉 분포를 보일 것

이 틀림없다. 한 사회 안에서 수동성이든 공격성이든 극단성에 대한 관용에는 한계가 있기 때문이다. 만일 이것이 정말 사실이라면, 극단적 공격성(폭력과 살인, 반달리즘, 난폭운전, 치열한 비즈니스 관행)의 발생 빈도는 그 사회와 정치인들이 폭력적인 극단주의자들을 아무리 부인하며 별개의 문제로 간주한다 해도 전체 사회의 공격성 평균 수준이나 관용 정도를 반영하는 것이 틀림없다. 그렇다면 인구집단의 평균적인 공격성 수준을 결정하는 것이 무엇인지를 연구하는 것이 더욱 유용할 것이다.

인구집단의 평균, 유병률, 발생률을 결정하는 집합적 요인을 이해하고 더 나아가 이들을 관리하기 위해, 인구집단 정신건강 역학은 그동안 하지 않았던 방식으로 초석을 놓을 수 있다. 무엇이 우울증, 음주, 혹은 폭력에 대한 관용성의 인구집단 평균을 결정하는가? 폭로요인의 평균 수준과 관련 질환 혹은 사회적 역기능 사이에는 어떤 관계가 있을까? 콜레라 발생률을 그토록 획기적으로 감소시켰던 수질오염에 대한 확인과 관리에 견줄 만한 정신의학적 접근은 무엇일까?

이 지점에서 정신 질환 역학과 정신 질환 예방 활동은 사회학적 연구와 사회 정책으로 합쳐진다. 이 둘은 떨어져 존재할 수 없다(Rose, 1989).

## 전체로서 인구집단에 대한 보건학적 함의

고위험 개인들에게 초점을 두는 예방 정책은 해당 개인들에게는 상당한 편익을 줄 수 있다. 하지만 인구집단의 질병 부담 전체에 미치는 잠재적 영향은 종종 실망스럽다. 이런 현상이 나타나게 되는 몇 가지

〈그림 6-5〉 원인에 대한 각기 다른 폭로 수준의 분포와 질병 위험 사이의 관계를 나타내는 그림

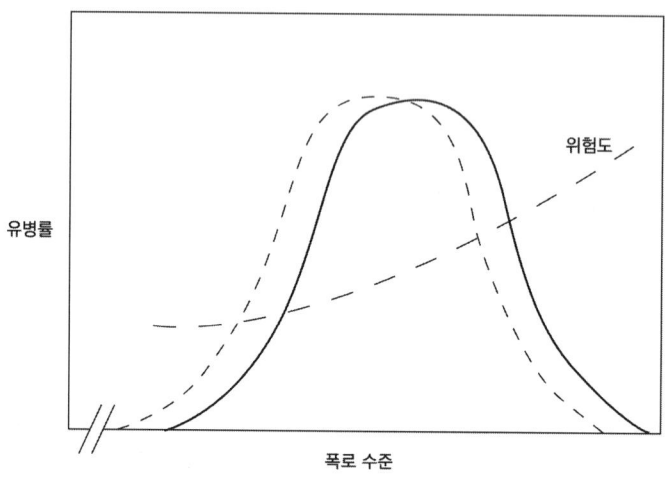

주: 점선은 인구집단 차원의 관리 대책 이후 폭로의 새로운(낮아진) 분포를 보여준다.

이유들은 제4장에서 살펴보았다. 특히 대부분의 질병 사례들은 소수의 고위험군에서 발생하는 것이 아니라, 낮은 위험에 처한 다수의 사람들 사이에서 발생한다는 점을 기억할 필요가 있다. 또한 개인의 습관이나 환경을 변화시키는 것이 그들로 하여금 사회의 나머지 부분과 달라지도록 요구하는 것이라면 그것은 어려울 것이다. 그렇다면 대안적인 인구집단 기반 전략의 잠재력은 무엇일까? 전체 위험 분포를 이동시키고, 이를 통해 수많은 사람들에게 작은 편익을 제공하는 것의 이론적 함의는 무엇일까?

〈그림 6-5〉는 상황을 도식적으로 보여준다. 우리는 직업적 혹은 환경성 오염물질처럼 폭로 수준이 높아짐에 따라 건강 위해 효과도 점진적으로 높아지는 상황을 가정하고 있다. 그림은 인구집단의 폭로 수준

분포를 나타낸다. 소수의 사람들은 커다란 초과 위험에 폭로되어 있지만, 다수의 사람들은 낮은 수준의 위험에 폭로되어 있다. 각 폭로 수준에서 발생하는 유병자의 숫자는 해당 초과 위험(기준선 위쪽의 위험 곡선 높이)과 그 수준에 폭로된 사람 수의 곱으로 산출할 수 있다. 이 사례에서 위험요인에 의한 질병 사례의 대부분은 분포의 가운데 근처에서 발생하는데, 대규모 인구가 여기에 속하기 때문이다.

만약 인구집단 차원의 관리 계획이 성공적이라면, 폭로 수준의 전반적인 분포는 점선처럼 낮아질 것이다. 이제 거의 모든 사람이 전보다 약간 낮아진 위험 수준에 폭로되며, 앞서의 계산을 반복함으로써 위험요인에 의한 질병 사례 숫자를 다시 산출할 수 있다. 이를테면 혈압을 5% 낮춤으로써 뇌졸중을 30% 감소시킬 수 있다(이는 영국에서 연간 뇌졸중 7만 5,000건을 예방한다는 의미). 이는 모든 고혈압 환자(이완기 혈압 100mmHg 이상)를 발견하고 치료함으로써 이들의 뇌졸중 위험도를 절반으로 줄였을 때 전체 뇌졸중 사례가 15% 감소할 수 있다는 결과와 비교된다(Law · Frost · Wald, 1991).

전반적인 위험의 감소는 두 가지 방식으로 편익을 가져온다. 첫 번째는 고위험 개인들을 위험 구역 바깥으로 이동시킴으로써 나타나는 결과이다. 인구집단 접근법의 인상적인 잠재력과 관련하여 더 중요한 두 번째 이유는 '위험 역설risk paradox'의 반대 경우라 할 수 있다. '위험 역설'은 현저한 위험에 폭로된 소수의 사람들보다 작은 위험에 폭로된 다수의 사람들 사이에서 더 많은 질병 사례가 발생한다는 것을 의미한다. 이를 거꾸로 예방에 적용해본다면, '다수의 사람들이 각자 얻은 편익은 작지만, 전체적인 편익은 클 수 있다'는 것을 뜻하게 된다(요즘 기업들은 몇 대의 롤스로이스 자동차를 파는 것보다, 싼 상품을 대량 판매함으로써 돈을 벌 가능성이 더 높다. 이윤은 단위 이윤 한계량보다 판매 규모의 영향을 더 많이 받는다).

이런 계산 방식은 논쟁의 여지가 있는 몇 가지 가정을 전제한다. 무엇보다 위험요인이 질병 발생을 예측할 수는 있지만 반드시 질병을 발생시키는 것은 아니며, 또한 중재를 하면 반드시 편익이 보장되는 것도 아니다. 소득이 낮은 것과 질병 이환은 관계가 있지만, 축구 도박에서 엄청난 상금을 딴다고 해서 반드시 건강이 좋아지는 것은 아니다. 게다가 폭로에서 비롯된 위해가 가역적이지 않을 수도 있다. 예를 들어 금연을 한다고 해서 수년 동안 자극적 담배 연기를 흡입함으로써 소실된 폐 기능이 완전히 회복되지는 않는다. 혈압 수준이 전반적으로 5% 감소하면 30%의 뇌졸중을 감소시킬 수 있다는 추정 값은 뇌졸중에 대한 혈압의 관계가 완전히 인과적이며 가역적인 경우에만 참일 것이다. 이 사례의 경우에는 이러한 결정적인 두 가지 가정이 아마도 참이겠지만, 언제나 그런 것은 아니다.

세 번째 가정은 특정 지역사회의 특성과 관련이 있다. 만일 어떤 지역사회에 위험요인이 덜 만연해 있거나 어떤 이유로 관련 위험요인이 다르다면, 예방의 잠재적 효과 또한 달라질 것이다. 예를 들어 많은 나라에서 흡연이 점점 줄어들고 있다는 사실로 인해 흡연이 개별 흡연자에게 미치는 악영향이 줄어드는 것은 아니지만, 금연 캠페인의 잠재적 편익은 감소한다.

지금 논의하고 있는 이러한 계산법들은 관리 정책을 통해 얻을 수 있는 인구집단 차원 편익의 최대치를 측정하는 타당한 척도가 된다. 하지만 그러한 편익이 얼마나 실현될 수 있을지는 전제한 가정들에 의문을 제기함으로써 각각의 특정 사례에 따라 판단해야 한다.

**활용**

인구집단 수준에서 위험요인 변화를 통한 예방의 잠재력은 심혈관 질환 분야에서 처음으로 분명하게 밝혀졌다(Rose, 1981; World Health Organization, 1982). 다른 분야의 경우 그 타당성이 느리게 탐색되고 있으며, 예방에서의 주된 (가끔 유일한) 강조점은 고위험 전략에 의존해왔다. 실제로 이러한 개념들은 직업 및 환경 보건과 폭넓은 사회 문제의 관리는 물론, 거의 모든 임상 전문과의 예방 문제에 적용될 수 있다.

특정 분야에서 그 잠재성을 확인하기 위해서는 폭로와 결과 사이 관계의 추정 값(다른 자료에서 가져온)과 함께 해당 지역 인구집단의 위험요인 분포에 관한 약간의 지식만 있으면 된다. 이제 위험 폭로의 특정한 감소가 전체 질병 부담에 미치는 이론적 영향을 계산하고 이러한 전반적 편익이 각기 다른 위험 폭로 수준에서 어떻게 공유되는지 평가하는 것은 간단하다.

그렇게 하고 나면 정책 결정자는 잠재적 편익이 실제로 얼마나 실현 가능한 것일지 자신의 의견을 정해야 한다. 여기에는 과학적 이슈(위험요인이 실제로 어느 정도나 질병의 원인인가? 위험요인이 얼마나 가역적인가?)와 중재상의 이슈(위험요인의 분포가 얼마나 변할 수 있는가? 필요한 자원과 비용은 무엇인가?)에 관한 판단이 결부된다. 여기에서 제시된 계산 결과는 이 질문들에 대한 각각의 답변이 최적일 경우에 달성 가능한 것을 보여줄 뿐이다. 현실에서는 다양한 정도로 그에 미치지 못할 것이다.

불확실성의 또 다른 요인은 자료(특히 폭로와 결과의 연관성을 다루는)의 질과 관련이 있다. 앞에서 지적했다시피 폭로 - 결과 곡선의 모양이 결정적이지만, 그것을 결정하는 것은 어렵거나 때때로 불가능하다. 결론이 특정 가정에 얼마나 의존하는지를 보여주는 '민감도 분석'이 도움이 될 수 있다. 도출되는 추정 값은 기껏해야 근삿값이지만, 불확실성의 존재에도 불구하고 커다란 정책적 함의를 이끌어낼 수 있다.

심혈관 질환

'선진국'의 거의 모든 사람들은 다른 어떤 원인보다 관상동맥 질환으로 사망할 가능성이 높다. 우리는 어떤 특정 연령대에서 '저위험'과 '고위험' 개인들을 구분할 수 있고, 그 차이는 크다. 하지만 전 생애를 놓고 보자면, 그들 사이의 차이는 대개 저위험군에 속한 개인들이 더 오래 살고 그 문제를 나중에야 겪는다는 점에서 비롯된다(Rose and Shipley, 1990). 현재의 예방 노력은 질병의 최종적인 회피보다 지연이라는 성과로 나타날 가능성이 높다. 물론 이것도 상당히 가치 있는 일이다. 더 오래 살 뿐 아니라 더욱 건강해야만 한다면 더욱 그렇다. 관상동맥 질환은 중년 이후 숨 가쁨의 가장 흔한 원인이고, 경도의 협심증은 널리 만연해 있다.

만일 새로운 세대가 태아기 이후(Barker et al., 1989) 아동기에서 성인기에 이르기까지 내내 더욱 건강한 습관과 환경 속에서 자라난다면 평생 심질환 발생 위험의 감소 전망은 훨씬 밝을 것이다. 하지만 많은 나라에서 어린이의 식습관, 때로는 그들의 흡연 습관 또한 유감스러운 상태가 지속되고 있다. 동맥경화와 고혈압 원인에 대한 평생 폭로를 감소시키는 데 성공하는 만큼, 우리는 기대수명, 건강한 삶, 심혈관 질환의 생애 위험 측면에서 많은 이득을 기대할 수 있다. 후자는 필연적으로 심혈관 질환에서 암 같은 다른 질환으로 사망 원인이 이동한다는 것을 의미한다.

요컨대 '선진국'에서 심혈관 질환은 생존은 물론 신체적 기능 측면에서 공중보건학적으로 큰 문제라 할 수 있다. 미국처럼 심혈관 질환이 크게 감소한 나라들, 그리고 상대적으로 발병 위험성이 낮은 개인들에게조차 심혈관 질환은 여전히 다른 어떤 질환보다 훨씬 많은 사망과 장애를 일으킨다. 따라서 예방에서 얻는 잠재적 편익은 상당하다.

앞서 언급했다시피 고위험 예방 전략은 해당되는 개인에게는 큰 이익이 있지만, 관상동맥 질환 전체의 문제에 미치는 영향은 제한적이다. 많은 사람들이 경고 증상도 없이 사망하며, 단지 소수의 사례만이 위험 분포의 상층부에서 발생한다. 또한 위험요인을 지속적으로 통제하기에는 조기진단과 치료의 효과가 불완전하다. 따라서 이러한 전략을 통해 관상동맥 질환의 발생을 10% 이상 감소시킬 것이라고 기대하기는 어렵다. 하지만 뇌졸중의 경우, 고위험군에 사례가 더 많이 집중되고 치료도 더 효과적이기 때문에 고위험 전략의 기여는 상당히 커진다.

인구집단 기반 전략은 무엇을 약속할 수 있을까? 뇌졸중의 경우, 전 국민의 소금 섭취 감소가 전체 혈압 분포를 몇 퍼센트 감소시킨다는 강력한 증거가 있다. 혈압은 뇌졸중의 발생 위험과 밀접한 관련이 있으며, 이러한 위험은 즉각적이며 거의 완벽하게 가역적이다. 소금 섭취량의 감소, 이에 따른 혈압 강하는 고혈압 유병률을 크게 감소시킨다. 또한 그보다 훨씬 많은, 평균 혹은 약간 높은 혈압 수준을 지닌 이들 사이에서 뇌졸중 위험을 약간 감소시킬 수 있다. 소금 섭취량의 감소와 그에 따른 혈압 강하, 이 방법 하나만으로 모든 뇌졸중의 1/4을 예방할 수 있다는 것이다(Stamler et al., 1989; Law·Frost·Wald, 1991). 흡연, 과체중, 과도한 음주를 통제할 수 있다면 편익은 훨씬 더 커질 것이다.

비슷한 논거가 관상동맥 질환의 예방에도 적용될 수 있다. 만일 높은 혈압의 일차적 예방을 통해 심장마비 발생을 감소시킬 수 있다면, 소금 섭취의 전반적 감소를 통해 혈압 분포를 낮추면 전체 심장마비 발생 규모를 20%까지 줄일 수 있다. 혈중 콜레스테롤 평균 수준을 10% 감소시키면(일부 나라에서는 이미 달성), 결국 관상동맥 질환의 발생이 25%까지 줄어들 것이다.

다시 강조하지만 뇌졸중 사례에서처럼 어떠한 예방 전략이든 여러 가지 요인들을 함께 고려해야 한다. 이를테면 모자母子의 영양, 건강 개선과 함께 금연 노력, 포화지방 섭취 감소, 불포화지방산 섭취 증가, 소금 섭취 감소 등이 포함되어야 한다. 이런 복합적 접근법의 공중보건학적 잠재성은 상당히 크다. 많은 지역사회에서 이미 나타나고 있는 치명적인 심장마비의 급속한 감소는 이러한 기대를 현실로 보여주는 것이라 할 수 있다.

### 체중

세계의 절반은 충분하게 먹기 위해 투쟁해야 하지만, 나머지 절반은 비만, 그와 관련된 문제 - 미용상 문제와 사회적·의학적 문제 - 들과 맞서고 있다. 과체중은 여러 측면에서 건강에 해롭다. 체중 분포의 상위 20%에 속하는 이들은 하위 20%에 속하는 이들에 비해 관상동맥 질환 발생 위험이 두 배 더 높다. 또한 그들은 당뇨병과 고혈압이 생길 가능성이 더 크고, 활동 시 숨찬 증상이 더 쉽게 나타나며, 나이가 들면서 관절 문제도 더 많이 생긴다.

많은 서구 국가에서 지난 반세기 동안 비만 유병률은 꾸준히 증가했고, 특히 여성에게서 두드러졌다. 영국에서는 성인들의 약 1/4이 과체중(체질량지수 $25kg/m^2$ 이상)으로 분류된다. 일터와 가정에서의 업무, 이동 수단 등이 기계화되고 고열량 식품이 점차 대중화되면서, 우리의 변변찮은 열량 소모와 균형을 이루는 데 필요한 식품의 양은 우리의 식욕을 만족시키지 못하고 있다. 명백한 비만의 유병률도 증가했지만, 체중의 전반적 분포 또한 모든 수준에서 상향 이동했다(〈그림 5-2〉). 이는 집단적 변화의 또 다른 예이다.

혈압이나 정신건강 점수 같은 다른 사례들을 생각해보면, 변이의 범위는 다소 완고하게 제한되는 것 같다. 인구집단의 평균은 변하지만 평균을 둘러싼 분산은 다소 일정하게 유지되는 것처럼 보인다. 그런데 이것이 체중에는 잘 들어맞지 않는다. 평균이 높아지면 중증도 비만의 유병률이 불균형적으로 크게 증가한다. 이것의 역도 참일 수 있다. 따라서 이미 평균보다 마른 쪽에 가까운 사람들에게서 똑같은 정도의 체중 감량 없이, 분포의 상위 절반만 포함하는 체중 감소가 가능할 수도 있다. 체중과 사망률 사이에는 J자 모양의 관계가 성립하기 때문에, 이는 특별히 환영할 만한 소식이다(〈그림 3-1 (d)〉).

인구집단 중 매우 마른 사람들의 사망률이 왜 높은지에 대해서는 아직 밝혀진 것이 없다. 이는 대개 고령 인구에게만 해당되며, 저체중이 단순히 박탈과 관련된 지표이기 때문일 수도 있다. 하지만 이러한 관계가 실제로 인과관계 중 하나라면, 전체 체중 분포를 낮추는 것은(예를 들어 미국인이 노르웨이인처럼 된다면), 좋든 나쁘든 총사망률에 거의 영향을 미치지 못할 것이다. 뚱뚱한 사람들은 주로 심혈관 문제가 줄어듦으로써 이득을 얻겠지만, 마른 사람들은 상황이 더 나빠질 수 있기 때문이다.

하지만 이러한 불안은 현실적이지 않은 것 같다. 세계가 에너지 위기에 직면할 때까지, 사람들이 기꺼이 자신의 다리를 직접 움직이며 자동화된 교통수단을 덜 쓸 것 같지는 않기 때문이다. 열량 소모의 전반적 증가 없이는, 점점 더 비만한 사회로 나아가는 흐름을 뒤집을 가능성이 낮다. 지방(에너지가 가장 높은 식품) 섭취의 감소가 약간이나마 도움이 되겠지만, 열성적인 보건 교육에도 불구하고 아직 이런 모습은 나타나지 않고 있다.

이미 마른 노인들만 제외한다면, 이상적인 인구집단 정책은 전체적으로 체중을 상당히 감소시키는 형태가 될 것이다. 이는 총사망률과 심장 질환, 당뇨병, 고혈압을 상당히 낮추고, 전반적인 신체 기능에서 이득을 가져다줄 것이다.

### 출생체중(과도한 단순화에 반反하는 주의 사례)

신생아의 생존 확률은 출생체중과 밀접한 관련이 있다. 출생체중의 분포는 약간 음으로 치우쳐 있지만(즉, 사망률이 특히 높은 심한 저체중 출생아들이 밀집된 양상), 대체로 정규분포 모양을 따른다. 인구집단에 따라 출생체중의 분포는 커다란 이동을 보이며, 한 인구집단 안에서 시간 경과에 따라 분포의 이동이 일어나기도 한다. 이러한 이동은 영양,

감염, 다른 환경 요인에서 인구집단 차원의 차이가 모성 건강에 미치는 효과를 나타내는 것이라 할 수 있다. 앞 절에서의 논리를 적용한다면, 이러한 영향요인을 통제함으로써 전체 출생체중의 분포를 이동시키는 방안들은 주산기 사망률을 크게 감소시킬 수 있을 것이다. 하지만 상황은 보이는 것보다 훨씬 복잡하다.

첫 번째 골칫거리는 주산기 사망률과 출생체중 간의 관계가 U자 모양이라는 점이다. 즉, 저체중아뿐 아니라 과체중아에서도 (그 정도는 덜하지만) 사망률이 높아진다. 저체중아를 줄일 수 있는 출생체중 분포의 상향 이동은 과체중아의 숫자 또한 증가시킨다. 신생아 생존의 순純 효과는 출생체중과 사망 위험 곡선의 모양과 상호 관계에 달려 있다. 예를 들어 미국 흑인 아기의 경우 출생체중이 평균일 때 사망 위험이 가장 낮지만, 백인 아기의 경우 평균보다 0.5kg이 더 나갈 때까지 사망 위험이 증가하지 않는다.

출생체중의 분포는 최소한 두 영역으로 구분할 수 있다(Wilcox and Russell, 1986). 곡선의 대다수를 차지하는 영역은 대칭적인 '정규'분포를 따른다. 나머지 영역은 극極저체중아(다수의 사망이 이들에게서 발생)의 대부분을 포함한다. 이 결정적 집단은 주류 분포에 속하지 않으며, 다른 종류의 원인들과 관계있는 것으로 보인다.

우리가 인구집단 수준에서 출생체중의 결정요인을 알고 또 그것에 영향을 미칠 수 있다고 가정할 때, 이것이 예방 정책에 시사하는 점은 무엇일까? 전부는 아니지만 대부분의 인구집단에서 최적의 출생체중(U자 모양의 사망 위험 곡선에서 가장 낮은 지점)은 분포에서 주류 영역에 위치한 이들의 평균값보다 높을 것이다. 다수의 주산기 사망은 극저체중아들이 포함된 비주류 분포에서 발생하기 때문에 이러한 인구집단에서 평균 출생체중의 증가는 그 영향이 제한적이기는 하지만 이득이 될 것이다. 이렇게 작지만 결정적인 집단의 규모를 줄이기 위해서는 색다르고 좀 더 집중화된 접근이 필요하다. 극저체중아의 출산은 단지 소수의 산모들에게만 해당하는 예외적 요인에 달려 있기 때문이다. 영양 결핍이 저체중아의 체중과는 밀접한 연관성이 있지만 과체중아에서는 그렇지 않다고 알려져 있다(Wynn et al., 1991). 이는 산모의 영양을 개선함으로써 과체중아의 숫자는 증가시키지 않되 저체중아의 숫자를 감소시킨다는, 바라던 효과를 거둘 수 있음을 의미한다.

모든 의료 전문가들은 말의 눈가리개를 쓰고 있으며, 이는 그들이 한 가지 문제에 집중하는 데 도움이 된다. 불행히도 환자들의 문제는 종종 하나의 체계에 한정되지 않으며, 예방의학에서 한 가지 문제를 해결하기 위한 중재는 폭넓은 영향을 미칠 수 있다. 출생체중에서의 차이는 이후 영아의 건강과 생존에 영향을 미칠 뿐 아니라, 사회적 불평등과 밀접하게 연관되어 있다. 매사추세츠 주 보스턴 지역의 경우, 도시의 가난한 동부에 사는 산모들은 좀 더 부유한 서부지역에 거주하는 이들보다 작은 아기를 출산한다. 이는 생식기의 마이코플라즈마 감염률 차이와 관련이 있었다. 한 임상시험 연구는 적절한 항생제 치료를 통해 보스턴 지역의 동서 출생체중 격차를 근절할 수 있음을 시사했다(McCormack et al., 1987). 물론 가난한 산모들의 마이코플라즈마 감염을 예방하는 것은 좋은 방법이다. 하지만 그 대책에는 빈곤 예방이 포함되어야 한다. 항생제 치료는 빈곤의 결과들 중 한 가지를 통제할 수 있는 그 무엇이라 할 수 있다.

〈그림 6-6〉 남성 6,500명의 1세 때 체중과 연령표준화 관상동맥 질환(CHD) 사망률의 관계

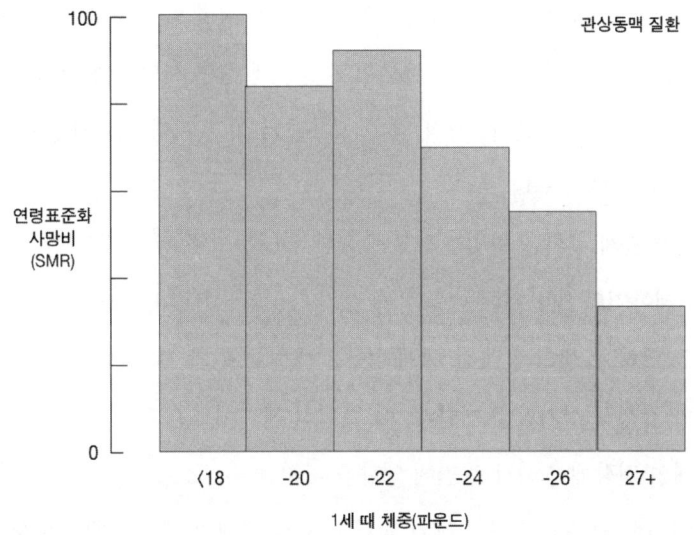

자료: Barker(1991).

## 초기 발달과 성인기 건강

과거에는 산모와 영아 건강에 대한 관심이 그저 주산기 사망률, 영아 사망률로 측정되는 단기적 결과에만 집중되어 있었다. 이는 가난한 나라들에서 여전히 중요한 문제들이다. 하지만 좀 더 잘사는 나라들의 경우, 태아기와 영아기의 발달이 생애 전체에 걸쳐 건강에 영향을 미칠 수 있다는 최근의 연구 결과로부터 새로운 연구 분야가 시작되고 있다.

그 힌트는 영아 사망률이 높은 인구집단에서 중년의 심혈관 질환 발생률도 높다는 두 개의 선행 연구(Rose, 1964; Forsdahl, 1977)에서 비롯되었다. 바커와 동료들(Barker et al., 1989; Barker, 1991)은 출생 시 체중이 적었던 이들이 나중에 심혈관 질환이나 고혈압, 당뇨병 혹은 내당능 장애로 인해 고통받을 가능성이 더 크다는 것을 확인했다(Hales et al.,

1991). 생애 첫 1년 동안 잘 자랐던 이들의 초과 위험 가능성은 낮았지만, 만 1세에도 여전히 저체중이었던 이들의 질병 발생 위험은 높아졌다. 〈그림 6-6〉은 1세 때의 체중이 관상동맥 질환 사망률에 미치는 강력한 영향을 보여준다. 가장 작은 영아들의 이후 사망률은 가장 큰 영아보다 세 배나 높다.

심혈관계 질환은 광범위하고 중요한 현상들의 특정 사례라 할 수 있다. 태아기와 영아기에는 특정한 장기organ와 조직(뇌, 췌장, 면역계 등)이 발달하고 생리적 조절 체계(혈압과 대사 조절)가 프로그래밍되는 일련의 결정적 시기가 존재한다. 이 결정적 시기에 벌어지는 일은 나머지 생애의 건강에서 해당 측면에 영향을 미친다.

어떠한 외부적 요인이 장기 발달과 조절 체계의 프로그래밍을 잘 되게 혹은 안 되게 결정하는지는 아직 확실치 않다. 하지만 생애 초기의 성장과 성인기 건강 사이에 강한 연관성이 있다는 것은 임신과 영아기 동안의 영양(또는 감염)이 결정적으로 중요하다는 것을 뜻한다. 그렇다면 다음 단계는 산모와 영아의 어떤 특정한 식이 요인이 중요한지 확인하는 것이다.

우리 사회의 우려스러운 건강의 사회적 불평등과 함께, 성인기의 주요 질환을 관리하기 위해서는 성인기의 영양과 환경뿐 아니라 산모와 영아들의 영양과 환경을 개선할 필요도 있다.

### 다운 증후군

다운 증후군에 이환된 어린이는 중증의 지적 장애를 가지며, 종종 심장이나 다른 장기에 중대한 기형이 발생하기도 한다. 또한 만일 이들이

〈표 6-2〉 모성 연령과 다운 증후군(잉글랜드와 웨일스, 1979~1985)

| 모성 연령(세) | 1,000번의 임신당 다운 증후군의 출생 유병률 | 해당 연령군의 출생이 총 출생아 수에서 차지하는 비율(%) | 해당 연령군에서 발생하는 다운 증후군 비율(%) |
|---|---|---|---|
| 20 미만 | 0.4 | 9 | 5 |
| 20~24 | 0.4 | 30 | 17 |
| 25~29 | 0.5 | 34 | 25 |
| 30~34 | 1.0 | 19 | 27 |
| 35~39 | 2.2 | 6 | 18 |
| 40~44 | 5.1 | 1 | 7 |
| 45 이상 | 8.1 | 0.1 | 1 |
| 모든 연령 | 0.7 | 100 | 100 |

어느 정도 오래 살게 되면 대부분은 조기 알츠하이머치매에 걸린다. 완치 방법은 없다. 산전 선별검사는 다운 증후군 임신의 상당수를 발견해 내며, 이 경우 (만일 산모가 원한다면) 유산을 할 수 있다.

〈표 6-2〉의 첫 번째 열은 다운 증후군 발생률과 산모 연령 사이의 밀접한 관련성을 보여준다. 젊은 산모의 경우, 다운 증후군 발생 위험은 어쩌면 무시할 만한 수준이라고 할 수 있다. 하지만 고령의 산모에게서는 그렇지 않다. 이들의 위험성은 거의 1%에 달한다. 다운 증후군에 이환된 임신의 총수는 산모의 연령 분포에 의해 결정된다. 표의 두 번째 열은 이 특정한 연구가 실시된 장소와 시기(1980년대 영국)에서의 분포를 보여준다. 마지막 열은 (이제) 익숙한 역설을 보여준다. 즉, 우려할 만한 수준에 폭로된 소수의 산모들보다 '무시할 만한' 위험에 폭로된 다수의 여성들에게서 더 많은 문제가 발생한다. 만일 35세 이상 산모에게만 특별한 선별검사가 적용된다면, 전체 다운 증후군 임신 가운데

25% 이상을 발견해내기 어려울 것이다.

다운 증후군의 전체 발생률은 산모 연령 분포의 이동에 따라 얼마나 민감하게 반응할까? 〈표 6-2〉에서 이를 쉽게 추정할 수 있다. 평균 산모 연령이 전체 분포상에서 한 살 이동하면, 다운 증후군 출산 유병률은 2% 정도 변한다. 다운 증후군은 중증도 정신지체 사례의 1/3을 차지하는 가장 흔한 단일 원인이다. 따라서 가족계획에서의 변화는 중증도 정신지체 발생에 중요한 영향을 미칠 수 있다.

## 음주

건강을 위협하는 모든 요인 중 가장 광범위한 손상을 미치는 것이 바로 알코올이다. 이는 산업국가에서 모든 성인기 사망의 1~10%를 차지하며 수명을 단축시킨다. 알코올은 뇌를 위축시키고 지적 능력을 손상시키며, 간, 심장, 말초신경 부전을 일으킨다. 또한 우울증, 폭력성, 개인과 사회생활 해체의 원인이 되며, 도로에서 발생하는 모든 사망의 25%에서 관련이 있는 것으로 비난받기도 한다(음주 운전자, 음주 보행자, 무고한 희생자의 비중은 거의 비슷함; Foster et al., 1988). 이렇게 재난 수준의 희생이 발생하는데도 음주 습관이 지속된다는 사실은 그것이 개인적·사회적 즐거움을 제공한다는 증거라 할 수 있다(에벌린 워 Evelyn Waugh는 취했을 때를 빼고는 친구를 사귈 수 없었다고 썼다). 또한 수많은 중증 음주자들은 신체적 중독에 의해 음주 습관이 강화된다.

프랑스의 간경화 사망률은 세계에서 가장 높고 영국의 열 배나 된다. 2차 세계대전 중, 프랑스가 점령당하자 음주량은 이전에 비해 크게 감소했다. 2년 만에 간경화로 인한 사망은 급격히 감소해 영국과 거의 비

〈그림 6-7〉 두 차례 세계대전이 파리의 간경화 사망률에 미친 효과

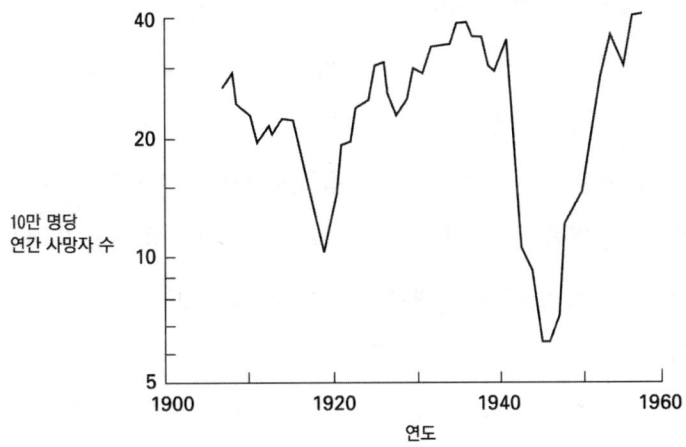

자료: Ledermann(1964)에서 발췌.

슷한 수준이 되었다(〈그림 6-7〉). 점령이 종식되면서 포도주를 훨씬 자유롭게 마실 수 있게 되었고, 5년 만에 간경화 사망률은 이전 수준으로 돌아왔다. 이 사례는 건강이 한 국가의 문화와 관습에 영향을 받으며, 이들이 변하면 극적인 반응이 일어날 수 있다는 것을 보여준다.

음주와 관련된 건강 문제에 대한 관심은 지속적 혹은 과도한 음주의 효과에 집중되어왔다. 과도한 음주로 인해 간, 심장, 뇌에 임상적으로 분명한 손상이 일어나려면 수년이 걸린다. 하지만 단기간의 가벼운 폭로는 상당히 안전한 것으로 여겨진다. 전쟁 동안 프랑스 간경화 사망률 변화의 사례(〈그림 6-7〉)가 이러한 관점에 부합하지 않는 것은 아니다. 알코올 관련 간경화는 매우 만성적인 과정으로, 발병에 수년이 걸린다. 음주량의 감소와 뒤이은 증가에 대해 사망률이 즉각적으로 변화한 것은 어쩌면 과도한 음주가 만성적으로 안 좋았던 간肝에 '최후의 일격'을

가했다는 것을 뜻할 수 있다. 음주 관련 교통사고 문제를 살펴볼 때, (어떤 혈중 알코올 수준도 처벌할 수 있는) 스칸디나비아 국가를 제외하고는 혈중 알코올 수준에 결정적 임계치가 있는 것으로 간주한다. 그 수준 이하에서의 운전은 문제가 없는 것으로 간주하며, 이 결정적 수준을 넘어서는 운전자는 처벌을 받는다. 음주에 대한 사회적 태도에도 보통 똑같은 이분법이 적용된다. 알코올 의존자는 징벌을 받지만, 적당한 음주는 용인되거나 심지어 긍정적으로 여겨지기도 한다.

적당한 음주는 해가 없다는 믿음은 입증된 것이 아니다. 알코올 의존자들의 뇌는 종종 크기가 감소해 있지만, 우리는 이것이 반복된 미세 손상('술을 한 잔 할 때마다 신경세포가 몇 개씩 죽는다')의 누적 효과인지, 혹은 혈중 알코올 농도가 높을 때에만 신경세포가 죽는 것인지 확신할 수 없다. 또한 우리는 혈중 알코올 농도와 교통사고 위험 사이의 폭로 - 결과 곡선의 모양도 알지 못한다. 이 문제는 교통사고에 연루된 이들의 혈중 알코올 농도 분포와 다른 도로 이용자들을 짝지은 표본을 비교함으로써 해결할 수 있지만, 이런 자료를 얻기는 어렵다. 우리는 혈중 알코올 농도와 사회적 손실 사이의 폭로 - 결과 곡선에 대해서도 아는 것이 거의 없다. 각각의 사례에서, 대개 임계점 효과(〈그림 3-1 (a)〉)가 있다고 가정하지만, 다른 가능성(〈그림 3-1 (c)〉, 〈그림 3-1 (d)〉)이 배제되는 것은 아니다.

이 구분은 중요하다. 만약 소량의 음주가 운전자의 판단을 조금이라도 방해한다면, 한두 잔을 마신 다수의 운전자들은 그들 각자가 개인적으로는 분명한 문제가 없다고 해도 집합적으로는 수많은 초과 사고의 발생에 영향을 미치게 된다. 그러나 현재의 정책은 이러한 상황을 가정

〈그림 6-8〉 32개국의 표준화된 조사에서 확보한 20~59세 남녀 5개 집단에서 알코올 섭취 분포의 누적 확률

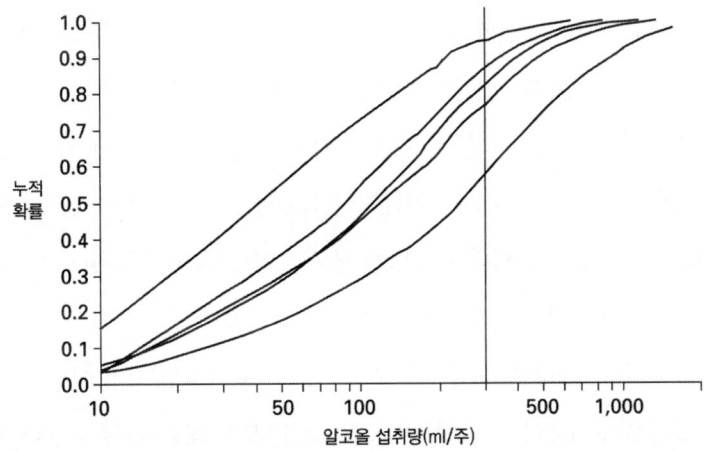

하지 않는다. 술을 한 잔 마실 때마다 몇 개의 신경세포가 죽는지 아닌지는 적당한 음주에 대한 개인의 느낌에 큰 영향을 미칠 수 있다. 사회적·행동학적 결과와 관련해 어떤 수준에서 해악이 편익을 초과하는지 아는 것은 매우 중요하다.

인구집단 수준에서 알코올 섭취량의 변화가 가져올 전반적인 건강 영향은 그것이 적정 음주자들에게 어떻게 영향을 미치는지에 의해 상당히 달라질 것이다. 하지만 이는 아직 불분명하기 때문에(특히 적정한 음주는 관상동맥 질환의 위험성을 낮춘다는 점에서), 그 영향의 추정은 대개 과도한 음주의 알려진 효과에 근거할 수밖에 없다. 인구집단의 평균 알코올 섭취량과 과도한 음주자 유병률 사이의 밀접한 관련성은 이 장의 앞부분에 제시된 바 있다(〈그림 6-1 (c)〉). 우리는 운이 좋게도 인터솔트 연구를 통해 수많은 다양한 인구집단에서 표준화된 방법으로 음

주습관을 측정할 수 있었다(32개국 52개 센터). 우리는 국가들 사이에서 과도 음주자 유병률의 차이가 알코올 섭취량 전체 분포에서의 이동을 의미한다는 것을 확인할 수 있었다(〈그림 6-8〉). 다른 많은 특성들과 마찬가지로 문화는 인구집단의 음주습관과 일관되게 작동했다.

이런 현상은 프랑스 수학자 쉴리 레더만Sully Ledermann이 처음으로 발견했다. 그는 인구집단의 평균적인 음주량을 통해 과도한 음주자의 유병률을 예측할 수 있다는 분명한 결론에 이르렀다(Ledermann, 1964). 이러한 단언은 많은 논란을 불러일으켰다. 반대 의견에도 일부 타당한 면이 있었다. 레더만이 사용한 조사 자료가 표준화된 것이 아니며 질이 떨어졌기 때문이다. 이제 이 문제는 상당 부분 해결되었다. 좀 더 떠들썩한 반대는 이론적 기반에 관한 것이었다. 이를테면 "레더만의 이른바 단일-분포 이론은 견고한 가설에 기반을 둔 것이 아니며…… 따라서 어떤 것도 설명할 수 없다"라는 것이다(Skog, 1985).

추론보다는 직접 본 것을 더욱 신뢰하는 단순한 사고의 실증적 연구자로서, 나는 레더만의 손을 들어줄 수밖에 없다. 어떤 이는 현상에 대한 그의 해석과 알코올 섭취 분포가 변화하는 기전에 대해 동의하지 않을 것이다. 하지만 현상 그 자체는 사실이다. 인구집단의 평균 음주량을 통해 과도한 음주자의 숫자를 정확하게 예측할 수 있다. 따라서 평균 소비량의 변화는 그에 상응하는 알코올 의존자와 알코올 관련 건강 문제의 유병률 변화로 이어질 가능성이 높다.

노먼 크레이트만(Kreitman, 1986)은 통상적인 '안전 한계점' 접근법과의 비교를 통해 알코올 섭취량의 분포 이동이 갖는 함의를 탐구했다. 만일 '안전 한계점' 접근이 모두 성공해 이제 어느 누구도 일주일에 50

잔 이상을 마시지 않게 되었을(물론 실현 가능성이 매우 떨어진다) 때의 건강 편익을 생각해보자. 크레이트만의 계산에 따르면, 이는 알코올 섭취량이 전반적으로 30% 감소했을 때(일정한 시간 내에 인구집단이 현실적으로 변화할 수 있는 범위) 도달할 수 있는 건강 편익과 크기가 같다.

### 골다공증과 골절

영국에서는 매년 약 5만 명이 엉덩이뼈 골절을 경험한다. 그 대부분은 노인이며, 70%는 75세 이상이다. 일부는 사고로 인해 사망에 이르고, 다수는 이전의 이동성 수준을 결코 회복하지 못한다. 골절 발생률은 지난 20년간 두 배로 증가했고, 이는 노인들의 뼈가 더 약해졌음을 의미한다.

골다공증의 결정요인에는 운동 부족(뼈는 보통 필요한 만큼 강하다), 흡연, 아마도 칼슘 섭취 부족이 포함된다. 적정량의 음주도 엉덩이뼈 골절 위험을 증가시킨다(아마도 넘어질 가능성이 높아져서). 우리는 이 모든 요인을 통제할 수 있다. 즉, 노인의 엉덩이뼈 골절은 잠재적으로 예방 가능하다.

케이-티 콰(Khaw, 1992)는 인구집단에서 평균 골밀도의 변화가 가져올 수 있는 골절 발생률 변화의 잠재적 효과에 대해 흥미로운 계산 결과를 제시한 바 있다. 〈그림 6-9〉는 그녀가 미국인 대상의 연구에서 사용했던 자료의 일부를 보여준다(Hui·Siemenda·Johnston, 1988). 그림의 막대는 65~74세 여성 노인의 골밀도 분포를 나타낸다. 직선은 골밀도와 골절 발생률 사이의 가파른 역관계를 보여주는데, 위험 격차는 거의 네 배에 이른다. 이제 아마도 독자들에게도 익숙해졌을 방법에 따라

〈그림 6-9〉 골밀도의 유병률 분포와 골절 발생 사이의 관계(65~74세 여성)

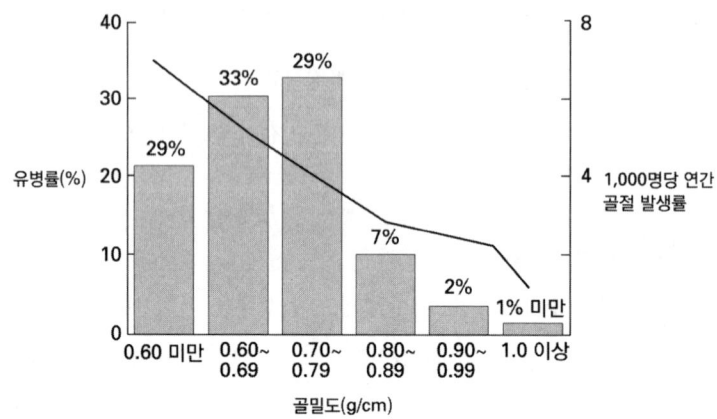

주: 막대그래프 위에 있는 숫자는 전체 골절 중 해당 골밀도 수준에서 발생하는 골절의 분율을 나타낸다.
자료: Khaw(1992), Hui·Siemenda·Johnston(1988)에 근거함.

계산해보면, 막대 위의 숫자는 골절의 분포를 나타낸다. 골밀도가 높은 뼈는 거의 완벽하게 보호된다. 쾌는 전체 인구집단에서 전반적인 골밀도를 상승시켰을 때 예상되는 전체 골절 발생률 감소 효과를 계산했다. 그녀는 골절을 20% 줄이려면 평균 골밀도가 12% 높아져야 한다고 결론 내렸다. 이러한 증가는 큰 변화가 아니다. 이는 단지 시계를 10년 조금 못 미치게 되돌리는 것을 의미하며, 아마도 이미 알려진 위험요인 조절을 통해 달성할 수 있을 것이다(Law·Wald·Meade, 1991). 완경기 이후의 호르몬 대체 요법은 보호효과를 더욱 증진시키는데, 그것을 계속 사용하는 한에서만 그렇다.

### 직업과 환경 보건

산업 독성물질에 대한 폭로를 관리하려는 노력은 피해를 입은 개인들(노동자 혹은 지역 주민)에 대한 우려에서 촉발되었다. 그러한 폭로가 손상의 잠재적 원인일 수 있다는 법적 판단이 결부되는 경우 특히 그러했다. 염화비닐에 폭로되었던 누군가가 나중에 간 혈관육종에 걸렸다면 쉽게 보상받을 수 있을 것이다. 이러한 폭로는 이 매우 드문 질환의 원인으로 인정받고 있기 때문이다. 당연히 플라스틱 산업은 그러한 상황을 피하기 위해 열심히 노력한다.

법정에 소송을 제기할 수 있는 이는 개인들뿐이다. 지역사회는 법률상 권리가 없으며, 신문의 헤드라인을 장식하는 것은 개별적인 스캔들이다. 누구 하나라도 현저한 위험에 폭로되지만 않는다면, 모두가 안심할 수 있다. 마찬가지로 의사는 사회 전체의 엑스레이 촬영건수보다는 개별 환자에게 여러 건의 엑스레이 촬영이 이루어진 것에 대해 더욱 관심을 갖는다. 공장의 굴뚝은 높고(물론 굴뚝이 높다고 전체 배출량이 감소하는 것은 아니지만), 배출 물질은 광범위하지만 엷게 퍼지며, 누구도 명백한 위험에 처하지는 않는다. 직업의학 전문의는 독성 물질에 대한 평균 폭로 수준보다는 개별 노동자들의 폭로 수준을 모니터하고 제한하는 데 관심이 있다. 환경보건 당국자는 가장 심하게 폭로되는 '결정적 집단'을 확인하고는 한다(이를테면 방사능과 관련해, 조개류를 매우 즐겨 먹는 사람들 _ 핵실험 등으로 조개류가 방사능에 오염되었다는 보고가 있다. /옮긴이 주).

개인들을 수용 불가능한 위험에서 보호하려는 노력은 칭찬받아 마땅하다. 하지만 그것으로 충분할까? 〈그림 6-10〉은 영국 원자력 에너지청 직원들의 방사능 폭로 수준을 나타낸다(Beral et al., 1985). 막대는 평생 피폭량을 의미하며, 막대 위의 숫자는 범위의 각 영역에서 발생하는 전체 폭로량의 백분율(피폭량과 폭로 노동자 숫자의 곱)을 나타낸다.

〈그림 6-10〉 영국 원자력 에너지청 직원들의 누적 방사능 폭로량의 백분율 분포

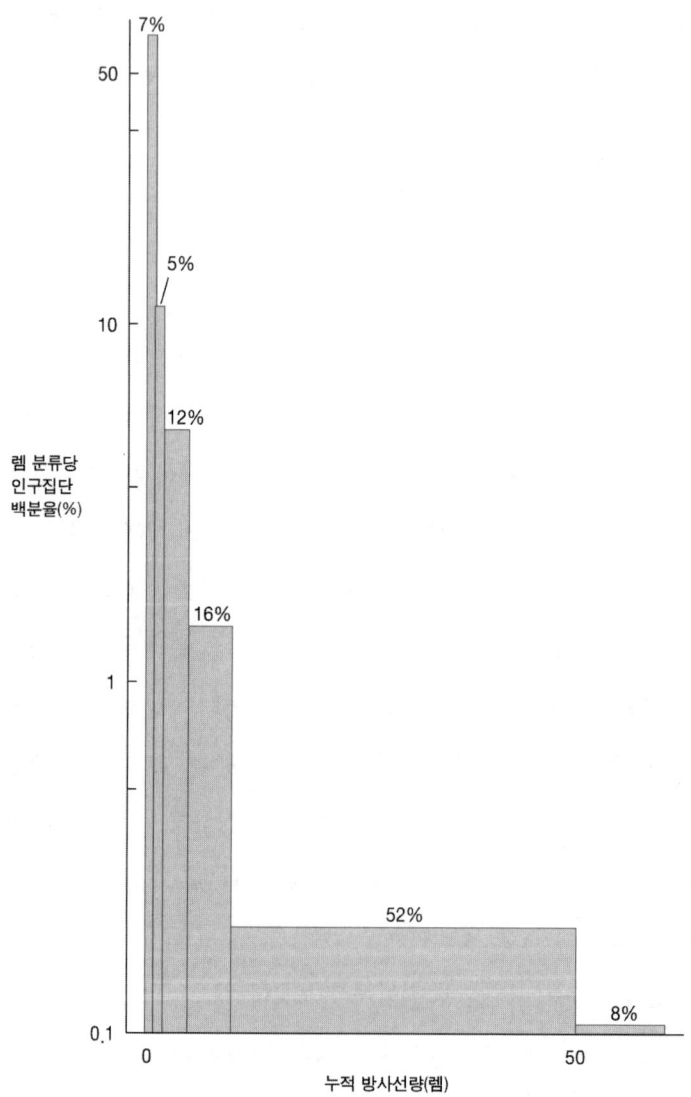

어떠한 직원의 총피폭량도 50렘(500밀리시버트)을 넘어서는 안 된다는 것이 널리 인정되며, 이러한 정책은 일반적으로 잘 지켜지고 있다. 그림에서도 전체 폭로량의 8%만이 이 기준을 초과한다는 것은 안심할 만하게 보인다.

누구도 확신할 수는 없지만, 방사능 폭로와 암 발생의 관계는 대개 역치가 존재하지 않는 직선형 관계라고 짐작된다. 이는 〈그림 6-10〉에서 방사선 폭로량의 분포를 통해 방사능에 의한 암 발생의 분포를 나타낼 수 있다는 놀라운 결론으로 이어진다. 고선량 방사능에 폭로된 노동자들은 실제로 개별적 문제를 겪지만, 이들의 숫자는 매우 적기 때문에 전체 방사능 관련 암의 극히 일부분(8%)만을 차지한다. 대부분의 공중보건 문제들은 단지 작은 위험에 폭로되고 두드러지지 않는 개인적 위험을 갖는 수많은 사람들에게서 발생한다. 지역사회에 중요한 것은 전체 폭로량이다. 하지만 전체적인 위해가 크더라도 명백한 위험에 직면한 개인들이 없다면, 위해요인을 관리하라는 압력이 산업계에 가해지는 경우는 거의 없다.

국가의 위해 관리 정책을 뒷받침하는 결정적 요인은 낮은 폭로 수준에서 폭로-결과 곡선의 모양이 되어야 한다. 만일 높은 폭로 수준에서만 건강이 손상된다면, 개별적인 고폭로 상태를 예방하는 정책만으로 충분하다. 하지만 낮은 폭로 수준조차 어떤 위험을 수반한다면, 전체 배출을 고려하는 것은 필수적이다. 대개 그렇듯이 폭로-결과 곡선의 모양을 모르는 경우, 전체 배출을 가급적 낮게 유지하는 것이 유일하게 안전한 정책이다.

직업 위생과 환경 관리 분야 모두에서 이러한 논리를 받아들이는 것은 상당한 의미가 있다. 정말로 안전한 폭로 수준을 정하는 것은 거의 불가능하다. 그렇다면 현저한 폭로 수준을 관리하던 것에서 전체 배출량 관리를 통해 전반적 분포를 낮추는 것으로 강조점을 이동해야 한다. 이런 접근법은 전통적인 사고에서 보자면 낯선 것이다. 이를테면 고사리의 발암물질이 노스웨일스의 높은 위암 발생률을 설명할 수 있을 것이라고 주장한 논문에 대해, 한 논평자는 "다량의 우유 공급과 수도가 양치식물에서 유래된 발암물질을 희석함으로써 그것들이 더는 건강을 위협하는 역할을 하지 못할 것이기 때문에" 그러한 위해는 적용되지 않는다고 결론 내렸다(Trotter, 1990).

### 다른 분야에의 적용

지금까지 살펴본 예들은 위험요인 또는 질병 중증도의 연속선상에서 인구집단 차원의 광범위한 이동 개념이 유용할 수 있는 광범위한 사례들 중 일부에 지나지 않는다. 특정한 사례들이 선택된 것은 주로 자료의 가용성에 따른 것이었다. 탐구해볼 만한 다른 적용 사례들에는 지능, 안압과 녹내장, 내당능glucose tolerance과 당뇨병, 폐쇄성 기도 질환과 천식, 영양 결핍, 전염성 질환의 다양한 측면들(병원체 접종량, 면역 수준, 성 행태, 폭로에 영향을 미치는 다른 요인들)이 있다. 이러한 전략은 개인 기반 예방법을 허용할 만한 자원이 부족한 제3세계 국가들에 특히 타당하다. 특히 인구성장에 대한 관리가 다른 어떤 것보다 중요한 국가에서라면 더욱 그렇다(Acheson, 1990).

## 안전

 본질적으로, 집단적 접근법은 집단적 질병 문제에 대한 유일하고 궁극적인 해결책이다. 그러나 그것이 지역사회에 전체적으로 제공하는 것은 클지 몰라도 참여하는 개인들에게 줄 수 있는 것은 매우 적다. 40년 전 디프테리아 예방접종이 도입되었을 때에도, 한 명의 생명을 구하기 위해 대략 600명의 어린이들에게 예방접종을 해야 했다. 즉, 효과가 있는 한 명을 위해 599건의 '불필요한' 예방접종이 이루어진 것이다. 또 교통사고 사망 한 건을 예방하기 위해서는 약 400명의 운전자가 평생 운전할 때마다 안전벨트를 매야 한다. 나머지 399명의 운전자들은 아무런 이득도 없이 40년 동안 매일 이러한 주의를 따라야 한다. 이것들은 예방의학에서 받아들여야만 하는 종류의 비ratio들이다. 다수에게 적용되는 조치가 실제로는 극소수에게만 이익을 준다. 불행하게도 그 조치가 절대적으로 중요한 극소수의 이들이 누구인지 미리 알 수는 없다.

 각 개인에게 제공되는 위험 감소 효과가 작기 때문에, 그러한 중재에서 파생되는 위험은 그보다 훨씬 작아야 한다. 더구나 장기적 중재를 논한다면, 안전성의 보장 또한 장기적이어야 한다. 견고한 학술적 증거에 따라 이 두 가지 기준을 충족하는 것은 종종 불가능하다. 대조군 임상시험의 추적 조사 기간은 대개 5년을 넘지 않는다. 또한 새로운 정책을 도입하기 위한 결정이 장기간의 실험적 평가를 기다리는 경우는 없다. 이에 더해 통계적 검정력도 문제가 된다. 세계보건기구의 클로피브레이트 임상시험 연구(Committee of Principal Investigators, 1980)에서, 이 약제는 심장마비의 발생률을 현저하게 낮추는 것으로 나타났다. 하지만

1,000치료년당 발생하는 한 건의 초과 사망은 그러한 편익을 무력화시키기에 충분한 것이었다. 이렇게 작은 효과를 발견하기 위해서는 대규모 연구가 필요하며, 이는 거의 실현되기 어렵다.

**추가와 제거**

실용적으로 우리는 예방 조치를 두 가지 유형으로 구분할 수 있다. 첫 번째는 생물학적 정상성(우리의 진화 역사를 통해 유전적으로 적응된 것이라 여겨지는 상태로 정의) 상태를 회복하기 위해 부자연스러운 폭로를 제거하거나 감소시키는 것들이다. 담배 끊기, 과도한 비만을 피하기, 규칙적으로 운동하기, 포화지방과 소금 섭취 줄이기, 식품과 환경의 화학적 오염 줄이기 등이 여기에 포함될 것이다. 이러한 정상화 조치는 일반적으로 안전하다고 여겨지며, 따라서 편익이 발생할 것이라는 합리적인 가정하에 받아들여질 수 있다.

집단적 예방 조치의 두 번째 유형은 추정되는 질병 원인을 제거하는 것이 아니라, 예방 효과를 기대하면서 어떤 비자연적 요인을 추가한다는 점에서 첫 번째 조치와는 매우 다르다. 여기에는 의약품(혈압이나 콜레스테롤 수준을 낮추기 위한), 예방접종, 자연적 성분의 비자연적 용량 사용(신경관 결손의 예방을 위한 고용량의 엽산 섭취, 수돗물의 염소 소독, '자연적' 식품첨가제와 보존제 사용 등)이 포함된다. 이러한 조치에는 안전성에 대한 선행 가정이 없기 때문에 편익과 (특히) 안전성에 대한 근거가 더욱 엄격해야 한다. 이 때문에 얻어지는 편익이 상당히 큰 경우를 제외하고는(즉, 고위험 집단, 혹은 흔하거나 심각한 위해) 이러한 유형의 조치를 사용하는 것은 사실상 배제된다. 수혜자가 그에 대해 알려진 사실과 불확실한 요인들을 알고 있다는 것이 전제되어야 한다.

제7장

# 인구집단 예방 전략

## 원칙들

고위험 예방 전략(제4장)은 취약한 개인들을 목표로 하는 구출 작전이다. 만일 문제가 확인 가능한 소수에게 한정되고 단독으로 성공적인 통제가 가능하다면, 이러한 접근법은 적절하다(그 원인이 지속되는 한 조치 또한 지속적으로 유지되어야 하지만). 그러나 이는 흔한 질병이나 광범하게 분포하는 원인에 대해서는 적절한 대응이라 할 수 없다. 집단적 질병과 집단적 폭로는 집단적 대책을 필요로 한다. 고위험군을 목표로 하는 접근이 도움이 될 수는 있으나 충분하지는 않다.

인구집단 예방 전략은, 흔한 질병과 폭로는 사회 전체 환경과 행위를 반영한다는 인식에서 출발한다. 이러한 인식은 사회학적·윤리적·의학적 근거에 기반하고 있다.

### 사회학적 논거

사회는 실체로서 존재하며, 개인이나 가족들의 단순한 집합이 아니다. 각 사회는 고유한 집합적 특징을 지니며, 여기에는 건강에 영향을 주는 많은 요인들이 포함된다. 이러한 사회적 위험요인들은 변할 수 있으며, 이때 사회의 일관된 속성을 반영하면서 분포가 전체적으로 이동하는 양상을 보인다. 이것이 인구집단 차원의 예방 접근법의 사회학적 기초이다.

### 윤리적 논거

이러한 독립적 실체의 존재가 사실이라 해도, 그것의 존재나 의미를 부정하는 것이 일반적이다. 마거릿 대처Margaret Thatcher는 영국 수상 시절, 사회란 존재하지 않으며 단지 개인들과 가족들이 있을 뿐이라고 이야기했다. 그리고 이러한 관점이 그녀의 정치적 결정에 영향을 미쳤다. 자신들의 관점을 그토록 분명하게 천명할 만한 용기를 지닌 사람은 드물지만, 많은 이들이 행동을 통해 그러한 믿음을 드러낸다. 병에 걸린 소수에 관한 문제는, 그들의 존재가 사회의 나머지와는 무관한 것처럼 간주하는 데 있다. 알코올 의존자, 약물중독자, 폭도, 문화 파괴자vandal와 범죄자, 뚱뚱한 사람, 장애인, 정신 질환자, 가난한 사람, 노숙인, 실업자, 굶주린 이들은 우리 가까운 곳에 있든 제3세계에 있든, 모두 그들이 속한 사회의 나머지와는 다르고 동떨어진 문제적 집단이라고 간주된다.

이러한 입장은 사회의 다수를 일탈에 대한 책임에서 벗어나게 해준다. 그에 대한 대책은 일탈자에 대한 자선을 확대하거나 특별한 서비스를 제공하는 것으로 귀결된다. 이는 전반적인 혹은 사회경제적 변화의 필요를 인정하는 것보다 훨씬 덜 부담스럽다.

사회에 널리 퍼진 이러한 관점은, 편리하지만 잘못된 가정에 기초하고 있을 뿐 아니라 명백히 효과가 없다. 앞의 장들에서 반복적으로 언급했듯, '말썽꾼trouble-maker'들이 위치한 일탈적 꼬리는 모<sup>母</sup>분포에 속해 있다. 문제 집단은 사회의 나머지 부분과 무관하게 생겨나지 않는다. 오히려 평균 음주량으로부터 과도한 음주자의 수를 예측할 수 있고, 평균 혈압을 통해 고혈압 유병률을 예측할 수 있으며, 인구집단의 평균적인 정신건강 수준으로부터 정신 질환의 부담을 예측할 수 있다는 점을 상기하자. 이는 사실이다. 일탈의 발생, 그와 연관된 고통은 인구집단 차원의 특성을 반영하며, 따라서 예방을 위해서는 집합적 책임을 받아들여야 한다. 도스토옙스키가 이야기했듯, '우리 모두는 모두를 위해, 모두에게 책임이 있다'. 이러한 함의는 환영받지 못하며, 대부분의 사람들이 그것을 거부한다. 인구집단 예방 전략은 인기 없는 도덕적 선택을 포함한다.

**의학적 논거**

인구집단 예방 전략은 또한 확고한 의학적 기반에 기대고 있다. 모든 주요 질병의 발생률은 다른 인구집단들 사이에서, 혹은 종종 단일한 인구집단 안에서도 상당히 폭넓은 변이를 나타낸다. 대부분의 질병 발생률은 오늘날 만연한 생활양식의 불안정성을 반영하며 끊임없이 변화 중이다. 발생률이 그토록 크게 변화한다는 사실은 최소한 그것들을 통제할 수 있음을 시사한다. 그것들의 기저 원인 중 다수가 알려져 있는데, 무엇보다도 식이, 주거, 고용, 운동, 환경, 흡연, 음주가 관련되어 있다. 인구집단 접근의 목적은 불건강을 낳는 기저의 결정요인들을 통제하고, 이러한 방식으로 인구집단의 질병 발생률을 낮추는 것이다.

효과적인 통제 방법이 왜 인구집단 차원의 기반을 필요로 하는지 몇 가지 이유가 있다. 첫째, 기저 원인의 다수는 행동적인 것이다. 식이, 음주, 운동 같은 활동은 개인적 선택만큼이나 공급 요인에 의존할 뿐 아니라 사회적으로 조건화된다. 둘째, 심장병에서 엉덩이뼈 골절에 이르는 많은 의학적 문제들이, 관련된 위험요인들의 인구집단 차원에서 분포 이동을 반영한다. 앞 장에서 살펴보았듯, 분포에서의 작은 이동이라도 매우 취약한 극단 부분에 속하는 개인들의 숫자에 커다란 효과를 미칠 수 있다. 인구집단 차원의 조치를 정당화시킬 수 있는 마지막 근거는 특정 위험요인에서 비롯되는 대부분의 사례가 종종 분포의 가운데 근처에 위치한 다수에서 발생하며, 이들은 개인적으로는 작은 초과 위험에 폭로되어 있을 뿐이라는 사실에 기초한다. 따라서 이를테면 '고콜레스테롤 혈증'의 완전한 근절은 인구집단의 평균 콜레스테롤 값을 약간 감소시키는 것에 비해 치명적인 심장발작의 감소 효과가 더 적을 것이다.

## 범위

예방의학이 이론상으로는 훌륭하지만, 사실상 과잉 판매되고 있는 것은 아닐까? 대부분의 흔한 질병이 잠재적으로는 예방 가능하다고 주장할 수 있지만(Doll, 1982), 의학 교과서 목차를 살펴보면 많은 질병들의 원인을 아직 모르는 것이 분명하다. 질병에는 틀림없이 원인이 있고, 그러한 원인들이 알려져야 피할 수 있을 것이다. 하지만 이러한 바람직한 종결은 아직 나타나지 않고 있다.

특정한 원인에 대해 무지하다고 해서 예방적 활동의 가능성이 배제되는 것은 아니다. 19세기, 개혁가들이 달성한 공중보건에서의 극적인 편익을 떠올려보자. 주거, 노동 환경, 위생을 개선하려는 그들의 조치는 세균과 독성학에 대한 지식보다 앞서 나간 것이었다. 마찬가지로 오늘날 국민 영양을 개선하고 사회경제적 불평등을 완화하는 조치들은 그에 필적할 만한 국민 건강상의 혜택을 가져올 것으로 보인다. 비록 그러한 문제가 가진 구체적인 원인들의 상당수를 포착해내지는 못했지만, 불건강의 주요 원인들이 사회적으로 박탈된 사람들에게 훨씬 심하게 생겨난다는 것을 알고 있기 때문이다(Marmot · Shipley · Rose, 1984).

원인이 알려진 비전염성 질환의 목록은 상대적으로 짧지만, 다행히도 가장 흔한 질병들을 다수 포함하고 있다. 65세 미만 영국 성인들의 총 기대수명 손실 중 약 절반은 다음의 일곱 가지 흔한 질병에서 비롯된다.

- 관상동맥 질환
- 교통사고
- 폐렴과 기관지염
- 폐암
- 유방암
- 자살
- 뇌졸중

현재 알려져 있는 지식이 적용되었다면, 이 원인들로 인한 조기 사망은 아마 반으로 줄어들었을 것이다. 이는 성인기 조기 사망으로 인한 총 수명 손실의 1/4 감소를 의미한다.

실천할 수 있는 예방의 범위는 크고 즉각적이지만, 우선순위 조치들의 목록은 비교적 짧을 뿐 아니라 그 대부분은 의사들이나 정부 관리들에게 그다지 매력적이지 않다.

## 직접적인 원인과 근본적인 원인들

질병의 직접적이거나 '근접한proximal' 원인들이 의학적 연구의 주제들이다. 여기에는 전염성 병원체, 영양 결핍(또는 과잉), 흡연, 독성 요인에의 폭로, 알레르기 유발요인 등이 포함된다. 다음은 '원인들의 원인들causes of causes'이 있다. 즉, 이러한 전염병, 나쁜 식이, 다른 불건강한 경험에 대한 폭로를 결정하는 요인들 말이다. 이들은 사회, 경제, 정치 연구의 주제가 된다.

폐암이 흡연 때문이라고 이야기하는 것만으로는 불충분하다. 이는 단지 '담배를 피우지 마시오!'라는 일반적인 보건 교육 메시지로 귀결될 뿐이다. 그러나 사람들은 왜 담배를 피울까? 이러한 원인의 원인들은 무엇일까? 오늘날 서구 국가에서 이에 대한 답변은 사회적 박탈과 밀접하게 관련되어 있다. 흡연은 영국의 전문직 종사자들 사이에서는 드물지만(스페인이나 동유럽에서는 그렇지 않다), 육체노동자, 빈곤층, 실업자들 사이에서는 만연해 있다. 내가 에드위나 커리Edwina Currie(당시 보건부 장관)에게 왜 이 집단들에서 흡연이 지속된다고 생각하는지 물었을 때, 그녀는 분명히 보건 교육 메시지가 제대로 전달되지 않기 때문이라고 대답했다. 그녀의 대책은 단순히 우리가 더욱 분명하게 흡연이 건강에 나쁘다는 것을 말해야 한다는 것이었다! 사회안전부 장관도 빈곤과 영양에 대해 비슷한 관점을 드러냈다. 그는 "가난한 사람들은 잘못된 식품을 구입하기 때문에 굶주린다"라고 이야기했다. 현실에 좀 더 천착한 이들의 관점은 이와 다르다. 직접적인 경험이 있는 이들은 사회경제적 박탈과 불건강한 생활 습관의 연관성이 더욱 복잡하다고 이야기한다. 분명히 무지와 이해 부족이라는 요인들이 존재하지만, 상당 부분은 상호 연관된 요인들이 더욱더 광범위하게 무리를 이룬다는 점에서 비롯된다.

질병의 직접적이고 좀 더 의학적인 원인들의 바탕을 이루는 것은 이러한 해로운 습관과 경험들의 일차적 결정요인들로, 이들은 사회적·경제적·산업적 영역에 자리해 있다. 국민의 건강에 가장 큰 영향을 미치는 결정은 보건부에서 이루어지는 것이 아니라 환경, 고용, 교육, 사회보장, 그리고 (특히) 재무부에서 이루어진다(Morris, 1980). 인구집단 예방 전략은 질병의 직접적인 원인 수준에서 의료 서비스를 통해 작동하지만, 훨씬 더 강력한 근본적인 영향들, 즉 '원인들의 원인들'에 맞서기 위해서는 더욱 넓은 토대 위에서 작동할 필요가 있다.

예방의 더욱 광범위한 측면을 강조하는 것이 보건 서비스의 역할을 축소하기 위한 것은 아니다. 오히려 그것을 좀 더 분명하게 정의하려는 것이다(Acheson, 1990). 한 국가의 사망률과 수명은 대개 주요 질환의 발생률을 반영하며, 보건 서비스에 대한 투자와의 상관성을 입증하는 것은 불행히도 매우 어렵다(Cochrane, 1972). 급성 질환의 이환 기간을 단축하고 장애와 고통을 대단히 감소시킨 것은 의학의 위대한 성취이자 최근의 진보라 할 수 있다. 물론 보건의료는 생명을 구한다. 하지만 이러한 성공들은 불치병으로 인한 사망자 수를 도저히 뛰어넘을 수 없다. 그리고 만성 질환의 경우, 임상적 성공이란 완치보다는 증상의 완화와 치명적 결과를 지연시키는 것으로 더욱 돋보이는 법이다.

## 인구집단 전략의 강점들

특히 다음 세 가지 특징이 중요한데, 그것은 인구집단 전략이 근본적이고 강력하며 적절하다는(타당하다는) 것이다.

### 근본적 접근

인구집단이 아플 때 이환된 사례들이나 현저하게 취약한 개인들만을 치료하는 것은 피상적이고 대증적인 대응對應이다. 이들은 문제가 발현된 결과이지 그것의 근본 원인이 아니다. 우리는 왜 환례들이 발생했는지 질문하고, 그들의 근본적인 결정요인들에 대한 대책을 찾아야 한다. 흔한 질병과 장애는 많은 사람들이 이러한 근본적인 원인들에 폭로되었기 때문에 일어나며 광범위한 문제는 광범위한 대응, 즉 인구집단 전략을 필요로 한다.

인구집단 차원의 전략 그 자체는 좀 더 피상적인 혹은 좀 더 기본적인 수준에서 작동한다. 보건 교육이 사람들로 하여금 현재와는 다르게 행동하도록 장려하거나 설득하는 것에 그친다면, 이는 그저 피상적인 접근이 될 뿐이다. 근본적인 접근은 더욱 건강한 행태를 방해하는 기저의 요인들을 제거하거나 부정적인 압력들을 통제하는 것을 목표로 해야 한다. 일차적 혹은 의학적 접근은 중요하다. 하지만 사회적이고 정치적인 접근만이 질병의 근본 원인들에 대적할 수 있다.

**강력한 접근**

1777년, 조지 베이커George Baker 경은 그의 고전『데번 주에서 풍토성 복통의 원인에 관한 에세이Essay Concerning the Cause of the Endemial Colic of Devonshire』를 출판했다. 그는 이 흔하고 고통스러운 문제가 사과주 속의 납 때문이라고 결론 내렸다. 그의 에세이는 다음과 같이 시작한다.

의사들의 저작에 대해 아주 조금만 알아도, 노력과 독창성 수준이 떨어지고 애매한 원인들을 조사하는 데 가장 무익하게 쓰였다는 것을 확신하기에 충분하다. 그 반면 우연히 발견될 수 있는 분명하고 명백한 것들, 발견되자마자 반드시 인정받아야 할 것들은 너무 자주 간과되고 무시되어왔다(Baker, 1777).

역학은 미약한 원인들을 조사하는 허약한 도구일 뿐이며, 드문 질병을 연구하는 것으로 훨씬 제한되어 있다. 하지만 공중보건의 장점과 관련해서라면, 역학의 주된 성공은 흔한 질환의 주요 원인들과 관계있고, 이야말로 역학이 예방에 주요하게 활용될 수 있는 영역이다. 주거, 흡연, 식이처럼 명백하고 평범한 문제들과 관련해 공중보건을 향상하는 조치들의 경우, 첨단기술 의학으로서의 매력은 부족할 수 있다. 그러나 흥미를 끌지 못하는 그 조치들이야말로 흔한 질병과 장애의 주요 원인을 다루기 때문에 건강에 상당한 영향을 미친다.

앞의 장들에서는 몇 가지 사례를 통해 위험요인의 전체 분포를 바람직한 방향으로 이동시키는 것이 지닌 의미에 대해 살펴보았다. 인구집단의 혈중 콜레스테롤 수준을 10% 낮추면, 이미 몇몇 국가에서 달성했듯, 관상동맥 심장 질환을 20~30% 낮출 것으로 예상된다. 현재 인구의 1/4을 사망하게 하는 조건을 그렇게 감소시킨다면 실제로 이득이 될 것이다. 국민들의 소금 섭취를 1/3 줄이는 것은 성취 가능한 변화로서, 뇌졸중을 20% 이상 감소시킬 수 있다. 뇌졸중은 노인들에게 나타나는 가장 두려운 장애이다. 또한 같은 중재를 통해 약물 치료가 필요한 고혈압 환자의 숫자를 절반까지 감소시킬 수 있다.

분포의 이동이 이처럼 잠재적 효과가 큰 것은 두 가지 이유에서이다. 첫째, 많은 사람들이 어떤 초과 위험에 폭로되는 상황에서 각자가 얻는 편익은 아주 작지만 전체적인 편익은 클 수 있다. 둘째, 약물 치료가 필요한 혈압 수준처럼 임계치 이상의 폭로는 흔히 분포 곡선이 가파르게 하강하는 꼬리 부분에서 일어난다. 따라서 분포의 작은 이동만으로도 임계치 이상의 값을 갖는 수많은 이들에게 놀라울 만큼의 큰 효과를 발휘할 수 있다.

인구집단 차원의 예방 조치들은 개인들에게는 실망스러울 만큼 미미한 편익일 뿐이지만, 인구집단 전체에서 누적되는 편익은 예상 밖으로 크다.

### 적절한(타당한) 접근

개인의 생활 습관은 사회적으로 형성된다. 젊은 오토바이 운전자들은 친구들이나 역할 모델로 삼는 이들이 안전헬멧을 쓴다면 자신도 기꺼이 그렇게 할 것이다. 흡연자들은 자신이 속한 사회적 영역 안에서 흡연이 인정되지 않는 경우, 그 습관을 포기할 가능성이 더 크다. 개인들은 가족이나 사회적 집단에 속한 타인들과 아주 다른 식습관을 가지려 하지 않는다. 주부는 즉시 구할 수 있고 가격이 매력적인 식품, 혹은 가장 많이 광고하는 식품을 구입한다. 개인들이 동료 집단과 매우 다르게 행동하기를 기대하는 것은 터무니없는 짓이다. 행동 규범과 규범의 수용을 촉진하는 환경의 전반적인 변화를 추구하는 것이 좀 더 적절하다고 할 수 있다.

일단 확립된 습관을 바꾼다는 것은 충격이 될 수 있다. 금연을 하든, 소금 섭취를 줄이든, 또는 콘돔을 사용하기 시작하든 말이다. 충격이 지속되는 경우도 종종 있지만, 더 흔하게는 그저 약간의 수고로운 변화로 볼 수도 있다. 금연에 따르는 고통은 결국 지나가고, 확실히 비흡연자가 되면 더는 고생하지 않아도 된다. 가미되는 소금이 줄어들면 음식의 맛은 확실히 밍밍해진다. 하지만 시간이 지나면 다시 정상적으로 맛이 느껴진다. 사회가 일단 새로운 행동 규범을 받아들이고 나면, 좀 더 건강한 습관을 유지하기 위한 개인들의 노력이 더는 필요치 않다. 보건 교육 단계는 사회적 규범이 변화하기 전까지 시행되는, 유감스럽고 일시적으로 필요한 단계로 보면 된다. 이제 우리는 이를 닦아야 한다거나 화장실에 다녀온 후 손을 닦아야 한다고 되뇔 필요가 없다. 이미 두 번째 천성이 되었기 때문이다.

현재 선진국들의 공중보건 분야는 만성병이 주도하고 있으며, 통제 노력은 개인의 생활양식 개선에 집중되어 있다. 이는 서비스의 집합적 제공을 필요로 하거나(스포츠 시설이나 자동차 안전벨트 등), 자유로운 선택에 장애가 되는 요인(건강에 좋지 않은 식품에 대한 가격 보조나 거래가가 적당한 주거 시설의 부재)을 제거하는 것일 수도 있다. 그러나 결국 가용한 것을 수용할지 거부할지는 개인들에게 달려 있다.

건강 수준을 극적으로 향상시킨 19세기의 위대한 공중보건 개혁은 결코 이러한 것들이 아니었다(Acheson, 1990). 깨끗한 식수의 공급과 위생 같은 조치들은 사람들에 의해서라기보다 by people 사람들을 위해 for people 이루어졌다. 뒤이어 20세기에도 건강을 보호하거나 증진하기 위한 중앙 정부의 규제 조치들이 시행되었다. 여기에는 영아와 어린이들의 예방접종, 식수 불소화, 식품의 질과 첨가물 관리, (제한적인) 환경 정화 등이 포함된다.

모든 것을 감안해봐도 서구인들의 건강은 20세기 초반에 비해 훨씬 좋아졌다. 이를테면 영국의 경우, 영아 사망률은 1,000명당 138명에서 9명으로 줄어들었고, 남성의 평균 수명은 48세에서 72세로 늘어났다. 결핵, 디프테리아, 장티푸스, 소아마비, 그 밖의 전염성 고질병들은 사라지거나 상당히 줄어들었다. 이들은 다른 많은 중요한 진보와 더불어, 대부분 중앙 집중적으로 제공되거나 기획된 공중보건 조치들을 통해 달성되었다.

개인적인 협력을 필요로 하는 조치들이 성공한 경우는 드물다. 하지만 여기에도 일부 주목할 만한 진전은 있었다. 폐암과 만성 기관지염 발생률이 줄어든 것은 금연 장려, 혹은 금연 실패 시 저底타르 담배를 피우게 하는 훌륭한 보건 교육 덕택이었다. 또한 관상동맥 질환으로 인한 사망률이 줄어든 것 중 최소한 일부는 주요 위험요인들에 대한 대중들의 각성에 힘입었다고 할 수 있다. 그러므로 우리가 사람들을 위한 중재를 고려하든, 사람들에 의한 생활양식의 변화를 고려하든, 국민 건강에서 일어난 거의 대부분의 중대한 진보는 대개 인구집단 차원의 변화에서 비롯된 예방 때문이라고 할 수 있다. 이러한 변화의 일부는 건강을 향상하려는 목적의식에서 비롯되었지만, 나머지 경우에서 건강 편익은 그저 부산물이었다.

아직 해결되지 못한 문제들도 많지만, 과거에 그토록 성공적이었던 원칙들은 여전히 타당하다. 에이즈, 레지오넬라병, 다른 신종 전염병들, 자궁경부암, 엉덩이뼈 골절, 아토피성 질환처럼 새로운 질환, 혹은 발생률이 증가하는 질병들이 있다. (달성할 수 있는 최저 수준을 여전히 훨씬 상회하는) 주산기 사망률과 영아 사망률, 심혈관 질환, 정신건강, 알코올과 다른 약물 문제 등 많은 오래된 문제가 해결되지 않았고, 사회계급 간의 현저한 건강 불평등은 지속되고 있다(Marmot et al., 1991). 지역사회에서 가장 취약한 집단의 건강은 분명히 도달 가능한 수준을 훨씬 밑돌고 있다.

## 제한점과 문제들

인구집단 예방 전략의 이론은 논리상 매력적이지만, 그 실행은 만만치 않다. 모든 사람이 변화할 필요가 있을까? 특정 개인들의 건강이나 생명을 위협하는 위험한 직업적·환경적 위해를 제한해야 한다는 데에 반대할 이는 거의 없을 것이다. 하지만 전체 인구집단의 생활양식을 바꿔야 한다고 주장하거나, 이를테면 상수원에 불소를 첨가해야 한다고 이야기하는 것은 상당히 다른 문제이다. 그러한 변화를 의도하는 이들은 수용성, 실행 가능성, 안전 같은 논쟁적이고 우려스러운 이슈들에 직면하게 된다.

## 수용성

1962년, 런던의 왕립의사협회는 「흡연과 건강Smoking and health」이라는 기념비적인 보고서를 발표했다. 근거들은 너무나 분명했다. 저자들은 이 결과가 광범위한 동의를 얻고, 국민들의 흡연 습관이 빠르게 변할 것이라고 기대했다. 하지만 그들의 예상은 빗나갔다. 보고서는 언론의 혹평을 받았고, 정부는 그것을 무시했으며, 사람들은 계속 담배를 피웠다. 과학적인 근거 하나만으로는 효과가 없었다.

더 최근의 몇몇 조사들은 사람들이 아는 것과 실천하는 것 사이에 관련성이 적다는 것을 확인했다. 왜 그럴까? 어떤 의미에서 행동을 결정하는 데에는 항상 이유가 있기에, 어느 누구도 불합리하게 행동한다고는 할 수 없다. 하지만 그 이유들은 복잡할 수 있고, 항상 의식적인 것도 아니다. 의사에게 금연을 권유받은 흡연자들은 자체적인 이해득실을 고려하기 시작한다. 그의 인식과 가치 평가는 의사와 다를 수 있다. 예방의학에서 건강에 대한 개인적 편익의 전망은 변화를 받아들이는 데 그저 미약한 동기가 될 뿐이다. 그 편익은 즉각적이지도 상당하지도 않으며, 이듬해 개인의 건강은 그가 의사의 조언을 받아들였든 거절했든 거의 비슷할 가능성이 높기 때문이다.

더구나 인구집단 접근법은 의사들에게 충분한 동기를 주지 못한다. 열정으로 금연 교육을 시작한 많은 의사들은 성공률이 겨우 5~10%에 불과하다는 사실을 발견하고는 낙담한다. 더 높은 성공률을 기대했기 때문이다. 성공이 비非사건non-event으로 나타나는 예방의학 영역에서, 이를 고마워하는 환자들은 거의 없다. 행태에 대한 조언을 제공하는 데 필요한 기술들은 (기존의 임상 술기와) 다르며, 익숙하지도 않다. 그리고 기술이 부족하다는 느낌 때문에 전문가적인 자존감도 낮아진다. 의료인들로 하여금 건강이 단지 개인의 문제가 아니라 인구집단의 문제라고 인식하게 하는 것은 더욱 어려운 문제이다.

### 실행 가능성

현재의 사회적·직업적·국가적 건강 불평등은 보건 교육에 의해 큰 영향을 받지는 않을 것이다. 건강 불평등은 사회가 조직되는 방식을 반영하기 때문이다. 우리는 무엇이 바람직한지 이미 알고 있다. 일부가 이미 향유하고 있는 것을 다수가 갖지 못하게 방해하는, 성취의 장애물들은 본질적으로 경제적·산업적·정치적이다.

미래 건강에 대한 관심이 개인들, 심지어 의사들의 행동 동기로도 미흡하다는 점을 이미 인정했다면, 건강에 대한 관심이 정부와 산업계 지도자들의 우선순위에서 낮다는 것 또한 인정해야 한다. 하지만 그들의 지원 없이는 아무것도 일어날 수 없다. 왕립의사협회의 열성적 금연 옹호자들이 마침내 깨달았던 것처럼 말이다.

### 비용과 안전

모든 변화는 비용을 수반한다. 변화의 단순한 실체는 산업이나 사회 조직에서든(도로 안전, 건강검진 등), 개인적 행태에서든(식이, 흡연, 음주, 운동) 고정된 일과와 습관을 어지럽히는 것이다. 이러한 변화의 비용은 대개 일시적이다. 편익은 지연되어 나타나지만 비용은 즉각 지불해야 한다.

변화에는 경제적 비용도 든다. 일부에는 실질적인 추가 비용이 소요된다. 이를테면 보행자와 자전거 이용자를 위해 도로안전 시설을 마련하거나, 유해 폐기물을 처리하는 것(British Medical Association, 1991), 혹은 보건 교육을 위한 재정 조달에는 돈이 필요하다. 보건 서비스 예산과 비교할 때 이는 실제로 적은 비용이다. 다른 비용은 단지 자원의 이전을 필요로 한다. 예를 들어 건강한 식습관을 널리 받아들이려면 농업과 식품 산업에서의 중대한 변화가 필요하다. 식품에 대한 총지출이 많이 달라지지는 않을 것이다. 사망률 감소는 결국 더 많은 생존자를 의미하기 때문에, 성공에는 간접비용이 발생한다. 제3세계의 심각한 인구과잉 문제는 성공적인 예방의학 때문에 생겨났다. 관상동맥 심장질환과 폐암으로 인한 사망률의 감소는 사회가 지원해야 할 노인인구의 증가를 의미한다.

경제적 비용보다 더 중대한 의학적 관심은 안전 문제에 있다. 인구집단 차원의 조치들은 참여하는 개인들에게 작은 이득만이 되기 때문에, 작은 위험만으로도 그러한 편익이 완전히 사라져버리기 쉽다. 그리고 크기는 작지만 결정적인 위험을 발견하거나 측정하는 것이 불가능할 때도 있다. 확실성에 대한 요구가 모든 결정을 마비시킬 수도 있다.

인구집단 차원의 접근은, 낮은 꼬리 부분을 포함해 위험요인의 전체 분포를 바람직한 방향으로 이동시키려는 것이다. 이상적으로 모든 사람에게 일정한 혜택이 돌아가면 좋겠지만(이를테면 유해한 환경오염의 통제를 통해), 실제로는 어떤 이들이 다른 이들보다 더 많은 편익을 얻는다. 그러한 이상은 위험요인에 대한 폭로 곡선이 직선형이 아닌 경우, 특히 U자형이나 J자형이라면 실현되기 어렵다. 음주 감소는 심장마비의 보호요인을 제거하는 것일 수 있다. 불량주택을 철거했을 때, 장기 거주자는 삶에서의 급격한 변화로 인해 고통을 받을 수 있다. 어떤 광범위한 변화도 일부 사람들에게는 상처가 될 수 있다.

인구집단에서의 변화를 이루려는 바람은 수많은 실천적·윤리적 문제들을 야기하며, 이들이 바로 다음 장에서 다룰 주제이다.

제8장

# 건강을 찾아서

개인의 건강에 대한 로마인의 이상理想은 '건강한 몸에 건강한 정신이 깃든다mens sana in corpore sano'는 것이었다. 이와 비견되는 공중보건 관련자들의 이상이라면 '건강한 환경에 건강한 생활 습관이 깃든다'가 될 것이다. 대부분의 질병 발생은 사람들이 먹고 마시는 것, 일상 활동, 그들의 물리적·사회적 환경과 관계있다. 몇몇 개인들은 악화된 상황의 해로운 결과에 특히 취약하며, 이 경우 여기에 초점을 둔 구제 방안을 추구하거나 제안하는 것이 적절하다. 하지만 문제의 원인이나 취약성이 만연해 있다면 좀 더 전반적인 변화가 필요하다.

사람들이 더욱 건강한 생활 습관을 따르고 더 나은 환경에서 살아야 한다고 말하기는 쉽다. 하지만 과연 이것을 달성할 수 있을까? 필요한 정책들이 받아들여질까? 그것들이 얼마나 효과적일까? 이 세 가지 질문 중 마지막은 상당히 학문적이지만, 나머지는 정치적·실용적·윤리적 질문이다. 정치가 '가능성의 예술'이라고 믿는 사람들에게 정책 결정이란 윤리보다는 실용주의가 인도해야 하는 그 무엇이다. 이는 무작위 임상시험의 선도적 옹호자인 고故 아치 코크런Archie Cochrane 교수의 입장에 근접한 것이다. 평생에 걸쳐 윤리위원회와 논쟁을 벌인 끝에, 그는 임상시험이 대중적으로 받아들여진다면 그 시험은 윤리적이라는 결론에 도달했다. 이러한 관점을 윤리적 고려를 포기한다는 것으로 이해해서는 안 된다. 그보다는 정책 결정의 윤리적 책임을 의사 결정자에게서 그것의 최종 수혜자로 옮겨야 한다는 뜻으로 받아들여야 한다. 그러한 정책을 지지하는 것이 옳은가 그른가는 바로 그들이 판단해야 한다.

예방의학에 이를 적용한다면, 공공정책의 다른 측면들에서처럼 정부와 다른 권력 중심으로부터 시민들에게로 책임을 이양하는 것은 분명 바람직하다. 하지만 이는 시민들에게 충분한 정보가 제공되고 시민들이 건강 관련 정책을 결정하는 이들을 통제할 수 있는 만큼만 작동할 수 있다. 현재 이러한 원칙들은 준수보다는 위반 속에서 받아들여지고 있다. 하지만 일부 변화의 조짐이 나타나고 있으며, 우리는 이것을 더욱 촉진하기 위해 노력해야 한다.

## 어떻게 해야 인구집단이 변할까?

수많은 질병의 발생을 특징으로 하는 특별한 불안정성은 우리의 생활 습관과 환경에서 그에 상응하는 거대하고 급격한 변화가 있음을 의미한다. 선진국의 경우, 삶의 질 중 다른 측면은 고려하지 않고 최소한 건강에 한정해볼 때, 이러한 변화들의 대부분은 훨씬 나은 쪽으로 진행되어왔다. 오늘날 절대 빈곤과 굶주림은 흔치 않으며, 주거, 식수 공급, 식품 위생은 매우 개선되었다. 또한 최악의 산업 및 환경오염 중 일부는 엄격하게 제한되고 있다. 이와 동시에 어떤 상황들은 악화되고 있다. 우리의 식이 구성은 일부 중요한 측면에서 나빠졌고, 심각한 전염성 질환이 새롭게 나타나거나 증가하고 있다. 상대적 빈곤이 증가했으며, 새롭고 광범위한 종류의 환경 위해가 나타나고 있다. 기술 발전 덕분에 어느 쪽이든 변화의 가능성은 그 어느 때보다 높아졌다. 이득이든 손실이든 지금까지 이러한 변화가 건강에 미친 결과들은 예측하거나 계획했던 것보다 훨씬 자주 그리고 동시에 나타나고 있다.

대중적인 행동 변화는 '기회'(걷기 대신 자전거, 다음에는 자전거 대신 자동차), '가격'(한때 귀족의 음식이었던 칠면조가 이제는 평민의 크리스마스 저녁식사), '편의성'(냉장고가 도입되면서 버터보다 마가린을 선호하고, 염장을 하지 않고도 식품 저장이 가능해짐), '패션'(근대 서구 사회는 여성의 풍만함을 거부함), 제조사와 광고회사의 반대(개발도상국에서 흡연)에 맞서는 여론 주도층과 보건 교육자들의 '압력'(선진국에서의 흡연)의 변화와 관계있다. 이러한 요인들이 작동하는 방식들 중 일부를 다음의 알코올의 사례에서 확인할 수 있다.

## 알코올의 사례

레더만(Ledermann, 1956)이 처음으로 주창한 '음주문화의 집합성 collectivity of drinking cultures'은 우리의 인터솔트 연구 자료에서 확인된 바 있다(Intersalt Cooperative Research Group, 1988). 사상 처음, 우리는 매우 다양한 인구집단(32개 국가의 52개 집단)에서 표준화된 방법으로 알코올 섭취를 측정했다. 〈그림 6-8〉은 음주량의 분포 범위가 넓기는 하지만, 집단 간 차이는 전체 분포의 이동을 반영한다는 것을 보여준다. 분포는 매우 치우쳐 있으며, 치우침의 정도는 그 자체로 가변적이다. 하지만 각 사회마다 특징적이고 고유한 음주 행태 유형을 보인다는 전 세계적 경향성은 의심할 바 없다.

장시간에 걸쳐 인구집단의 음주 행태는 변할 수 있다. 아마도 이동은 전체 분포에 걸쳐 일어날 것이며, 이것이 〈그림 6-1〉의 단면연구 결과를 설명하는 유일한 방식일 것이다. 레더만이 그랬던 것처럼 이러한 변화가 어떤 고정된 수학적 모형을 따를 것이라고 기대하는 것은 잘못이다. 그러나 심한 음주자의 대부분은 행태의 집합적 유형에서 변이의 한 극단을 나타낼 뿐이다.

이러한 집합적 변화의 기전에 대한 논거는 '눈덩이' 또는 '전염'을 강조해왔다. 좀 더 작은 규모에서, 크롤리Crawley라는 작은 읍에서 이루어진 헤로인 중독 확산에 대한 연구는 이러한 현상을 잘 보여준다. 이곳에서는 2년 동안 58명의 청년들이 마약에 중독되었는데, 그 과정을 추적해 본 결과 대부분의 사례들이 다른 마을에서 온 두 명의 초발 사례index cases와 접촉 연쇄 고리를 가지고 있었다(de Alarcon, 1969). 이에 비견되는 '전염성' 확산이 알코올에 대해서도 보고된 바 있다(Skog, 1985). (친목을 위해 약간의 음주를 하는) 사회적 음주자인 아무개 씨가 어떤 이유로 음주량이 늘어난다. 이는 그를 찾아온 친구들이 음주를 권유받을 가능성이 더욱 높아졌다는 것을 의미하고, 따라서 친구들의 음주량도 늘어날 것이다. 이러한 방식으로 사회적 네트워크를 따라 효과가 외부로 퍼져 나간다. 영향을 받은 이들 중 누군가, 아마도 유전적 감수성을 지닌 이는 이제 '과도 음주자'의 범주로 분류될 것이다. 물론 또 다른 상황에서라면 사회적 영향이 반대 방향으로 작동할 수도 있다. 기회와 사례들을 변화시킴으로써 알코올 소비를 감소시킬 수 있다는 것이다.

분명히 사회적 네트워크를 통한 사회적 상호작용과 확산은 행동 변화가 발생하는 기전의 상당 부분을 설명해준다. 또한 사회적 압력이 어떻게 개인들로 하여금 그들 집단의 규범과 매우 다르게 행동하는 것을 어렵게 여기도록 만드는지 보여준다. 하지만 전반적 변화의 기저에서 작동하는 결정요인에 대해서는 아무것도 알려주지 않는다.

가격이 중요하다는 것은 분명하다. 세금이 증가하면 최소한 얼마 동안은 소비가 감소하기 때문이다. 공급 요인(슈퍼마켓에서 술 구입의 가능 여부, 영업시간 등)도 일부 영향을 미친다. 아마 막대한 광고 지출도 영향을 미칠 것이다. 지출한 것 이상으로 이윤이 늘어나지 않는데도 그 많은 돈을 쓸 만큼 주류업계가 바보라고 생각하지는 않는다.

이들은 변화의 근위부(직접적) 결정요인들 중 일부라 할 수 있다. 하지만 주된 동인動因들에 대해서는 여전히 궁금증이 풀리지 않는다. 음주나 다른 사회적 행위에 대한 한 사회의 기본적 태도는 변화할 수 있다. 그리고 지배적인 태도가 인정 쪽으로 기울면, 다른 모든 매개요인들도 뒤따르는 경향이 있다. 이를테면 음주에 대한 사회적 용인, 주류 공급과 영업시간에 대해 더 관대한 시각, 세금에 대한 저항, 광고에 대한 좀 더 호의적인 반응들은 음주 조장 활동을 촉진한다.

앞에서 살펴보았듯, 인구집단에서 과도 음주자의 숫자는 '평균 씨'의 알코올 소비량과 거의 완벽한 상관성을 가지고 있다. 따라서 인구집단 전체적으로 음주량을 감소시키지 않고서는 알코올 의존증이라는 끔찍한 문제를 해결할 방법이 없다. 어쩌면 적당한 음주를 즐기고 있을 '평균 씨'에게 이는 어려운 일이다. 하지만 고독한 개인들로 남기보다 사회의 구성원이 되고자 한다면 지불해야 할 필수적 대가라 할 수 있다(사회적 상호작용과 지지라는 편익은 그러한 비용을 훨씬 초과한다). 집합적 반응과 책임의 비슷한 원칙들은 대부분의 건강 관련 행태에 적용된다.

현재 미국과 영국의 평균적 알코올 소비량은 대략 비슷한데, 영국에서 훨씬 빠르게 증가하고 있다(1957~1984년에 영국에서는 74%, 미국에서는 34% 증가). 그런데도 음주에 대한 사회적 시각은 영국이 미국보다 대체로 관대하다. 영국인의 소비 지출 중 음주 관련 비용은 주거와 식비 다음으로 3위를 차지하고 있다. 수세기 동안, 영국인들은 출생, 결혼, 사망을 기념하고 계약을 체결하며 그들의 군주에게 경의를 표하는 데 술과 함께했다. 갤럽 조사에 의하면 음주가 가족 문제의 근원이라고 여기는 사람들의 비율이 미국 21%에 비해 영국은 10%밖에 되지 않았다.

1984년 미국연방법은 21세 미만에게 알코올 음료의 판매나 소비를 허용하는 주들에서 연방고속도로기금을 회수하도록 했다. 영국에서 이러한 법은 생각조차 할 수 없다.

미천한 자부터 가장 고귀한 신분에 이르기까지, 음주는 우리의 문화에 너무나 깊이 자리 잡고 있기 때문에 그에 대한 이성적 논의를 하는 것이 거의 불가능하다(≪타임스The Times≫, 1981년 8월 18일자).

미국의 정책은 알코올 음료에 대한 가용성과 접근성을 제한하는 쪽으로 변해왔다. 이와 달리 영국에서는 공중보건 문제의 유형이 비슷한데도, …… 최근 수년 동안 가용성과 접근성은 증가해왔다. 정치 이념이나 구조가 아니라 음주에 대한 사회적 태도가 공공정책을 결정해왔다(Leichter, 1991).

'자유 시장free market' 이념 또한 이러한 상황에 일조했음이 분명하다. 우리에게 동일한 기본 질문을 남기며, 변화를 위한 조치를 가능케 하거나 가로막는 것은 바로 이러한 밑바탕의 태도라 할 수 있다. 사회 전체의 태도에서 이러한 차이와 변화를 결정하는 것은 무엇일까? 그것들은 다른 무엇으로부터 영향을 받을 수 있을까, 아니면 오직 관찰될 수 있을 뿐일까? 크누트 왕은 다가오는 밀물을 거역할 수 없었다. 하지만 만일 그가 조수潮水의 방향이 바뀌는 것을 기다릴 수 있었더라면, 상당한 진보를 이뤄냈을 것이다(잉글랜드 왕 크누트는 자신이 세상에서 가장 강력한 왕이라는 주변 신하들의 아첨에 대해, 그렇다면 자신의 명령이 다가오는 밀물을 멈출 수 있나 시험했다. 역시 밀물을 멈출 수는 없었고, 아첨꾼들에게 자신의 힘이 그만큼 강하지 않다는 것을 보여줬으며 얼마 후 왕위에서 스스로 물러났다. /옮긴이 주).

## 변화에 대한 과학적 합리화

대중이나 정책 결정자, 그리고 의학자 모두 우리가 무엇인가에 대해 완벽하게 확신할 수는 없다는 점을 더욱 잘 이해할 필요가 있다. 확실성은 행동의 전제조건이 아니다. 아픈 환자는 의사로부터 진단이 올바르고 치료가 해악보다는 득이 될 것이라는 합리적인 확신만을 기대할 수 있다. 예방도 같은 방식으로 판단해야 한다. 그래서 새로운 증거는 정책의 변화를 의미한다는 것을 인식하면서, 지속적인 연구, 평가와 함께 예방 조치가 진행되어야 한다.

중재에 대한 권고가 이루어지기 전에 얼마나 훌륭한 증거가 있어야 할까(Rose, 1990b)? 긍정적이든 부정적이든, 그것은 잘못된 결정이 초래할 수 있는 결과에 달려 있다(물론 경제 비용에 따라 달라질 수 있지만, 그것은 다른 주제이다). 예를 들면 전 국민의 소금 섭취량을 줄이면 혈압이 낮아지고 건강상 몇몇 중요한 편익이 발생할 수 있다는 증거는 많다. 변화는 저렴하고 안전하며, 약간 그리고 일시적으로 고통스러울 것이다. 이를 입증할 수 있는 성공적인 인구집단 기반의 임상시험 결과는 단 하나에 불과하다(Forte et al., 1989). 하지만 간접적인 증거는 강력하고, 이 정책을 거부하기보다는 받아들임으로써 이득이 될 가능성이 훨씬 크다.

이와 반대되는 사례를 살펴보자. 혈중 콜레스테롤 수치를 낮춰주는 강력한 신약과 관련된 상황은 이와 매우 다르다. 이전 약제 개발에서 얻은 경험은, 예상치 못한 부작용이 일어날 수 있고 이 부작용은 장기간에 걸친 대규모 대조군 임상시험에 의해서만 확인하고 측정할 수 있다고 경고한다. 중간 규모의 임상시험이 완료되는 데에도 수년이 걸릴 수 있다. 현재 어떠한 임상시험도, 중요하지만 뒤늦게 나타나는 부작용을 확인할 만큼 충분한 검정력을 갖추지 못했다. 이러한 약품들은 의약품 개발에서의 진보를 나타내지만, 고위험군 이외에서 광범위한 판촉을 벌이고 복용하게 하는 것은 매우 잘못된 일이다. 약물의 과도한 사용은 예방의학에서는 변함없는 위험이며, 집단검진에서 거의 필연적인 귀결이라 할 수 있다.

과학적 증거의 적절성 여부는 그것이 특정하게 활용되는 맥락에서 평가되어야 한다.

〈표 8-1〉 중년 남성이 심근경색 예방을 목적으로 매일 아스피린 복용 시, 이득과 손실의 '최선의 추정 값'을 이용한 손익계산서

| 이득 | 손실 |
| --- | --- |
| 100건의 심근경색 감소 | 1000인년의 아스피린 복용 |
| 10건의 사망 감소(모든 원인) | 21건의 추가 뇌졸중 |
|  | 31건의 추가 위궤양 |
|  | 731건의 추가 출혈(20건의 수혈) |

자료: Steering Committee of the Physicians' Health Study Research Group(1988).

## 손익계산서의 작성

한 임상시험이 새로운 치료 방법이나 예방법의 편익을 입증하면, 대개 그것의 사용을 권고하는 급물살이 이어진다. 최근 미국의 한 임상시험은 매일 소량의 아스피린을 섭취하면 심근경색증 발생이 44%까지 줄어든다고 보고했다($p < 0.00001$; Steering Committee of the Physicians' Health Study Research Group, 1988). 이러한 결과는 매우 인상적이지만, 모든 중재는 이득뿐 아니라 해악도 줄 수 있고, 따라서 이득을 보여주는 것만으로는 충분치 않다. 고려해야 할 각각의 항목을 확인하고 계량화하면서, 또한 일정 수준의 불확실성을 부여하면서 항상 이득과 손실의 손익계산서를 작성해봐야 한다.

이를 위한 편리한 방법 중 하나는 손익계산서에 한 단위의 일차적 편익과 관련된 모든 비용 항목들을 표시하는 것이다. 〈표 8-1〉은 아스피린 사례에 대해 그러한 개요를 작성해본 것이다(숫자는 '최선의 추정 값'일 뿐이며 폭넓은 불확실성이라는 한계가 있다는 점을 주지해야 한다). 증거를 이러한 방식으로 정리하면 두 가지가 분명해진다. 첫째, 자료는 스스로 결정을 내리지 않는다. 우리는 여전히 생각을 해야 한다. 둘째, 모

든 항목이 서로 다른 종류의 단위로 측정되었기 때문에, 누군가 이렇게 본질적으로 다른 경험들, 예를 들면 심장발작, 생존, 뇌졸중 및 토혈 등에 상대적 가치를 매기기 전에는 어떠한 결정도 내릴 수 없다. 가치에 대한 이러한 판단은 과학적이거나 의학적인 것이 아니다. 비록 이 때문에 연구자나 의사가 자신의 결론 표명을 억누르는 경우는 거의 없지만 말이다.

### 수혜자를 위한, 또는 수혜자에 의한 결정?

심장발작을 예방하기 위한 아스피린 복용 같은 사례의 경우, 이론적으로는 어떠한 중앙 단위의 정책 결정도 필요 없다. 치료를 제안받으면, 개인들은 그것을 받아들일지 말지를 스스로 결정할 수 있다. 어떤 것도 강요되지 않으며, 누구도 강제되지 않는다. 이는 불소첨가 치약이든 식이나 흡연 어느 것이든, 잠재적 수혜자가 조언을 자유롭게 받아들이거나 거부하는 모든 경우에 해당한다.

이러한 선택의 자유는 관련된 이들이 모든 합당한 자료에 접근할 수 있고, 그것을 이해할 수 있을 때만 효과적이다. 실제로는 관련 정보의 공급을 통제하는 이들이 이를 바라지 않거나, 그것을 전부 공유할 수 없어서, 또는 중립적이고 몰가치적인 방식으로 그것을 제시할 수 없기 때문에 그러한 정보들에 접근하는 것이 어렵거나 불가능할 수 있다. 의사와 진료팀은 그들이 보기에 올바른 선택이라고 생각되는 것을 선호하도록 정보를 제시할 것이며, 뉴스 매체는 그들의 편집 정책에 우호적이거나 좋은 이야깃거리가 되도록 정보를 제시한다.

증거가 있다고 해도 그것을 이해하는 것이 어려울 수 있다. 쓸모없는 연구와 좋은 연구를 구별하는 데에는 전문적인 기술이 필요하며, 대부분의 증거는 기술적으로 복잡하다. 그리고 전반적 결론에 대한 견고한 판단은 연구 분야 전체에 걸친 광범위한 지식을 필요로 한다. 사람들이 스스로 결정을 해야 한다는 생각은 훌륭하다. 하지만 모든 사람이 과학적인 판단을 할 수 있는 자격을 갖추었다는 생각은 잘못된 것이다. 실제로 조언을 받는 입장에서는 그 증거가 의미하는 것이 무엇인지 결정하는 데 전문가의 도움이 필요하며, 그만큼 결정은 수혜자에 의해서라기보다 그를 위해서 내려진다. 하지만 전문가의 결론을 신뢰할 것인지 아닌지를 스스로 결정한다는 중요한 자유는 여전히 유지된다.

개인들이 예방적 방법을 거부할 선택권이 없는 경우라면 상황은 근본적으로 달라진다. 사람들은 불소가 첨가되거나 그렇지 않은 치약을 살 수 있지만, 만일 불소가 식수에 첨가된다면 이를 마시지 않을 방법이 거의 없다. 만일 자동차 뒷좌석에서도 안전벨트를 꼭 매야 한다는 법이 제정된다면, 이를 거부하는 데에는 비용이 따른다. 강제로 부과되며 수혜자들의 선택에 의하지 않은 예방법에 대해서, 우리는 더욱 높은 수준의 과학적 근거와 함께 대중의 수용성을 고려해야 한다.

## 사회공학 대 개인의 자유

삶과 인간사에 대한 근본적 진술들의 대부분은 역설의 형태로 표현된다. 우리는 지금 두 가지 모두 권위를 가지고 있기에 둘 다 받아들여야 하지만 양립 불가능한 반대의 것에 직면해 있다.

개인적 자유는 무엇보다 중요하다. 하지만 우리의 문제를 더 낫게 변화시키려는 모든 시도는 필연적으로 그러한 자유를 침범할 수밖에 없다. 그 목표가 사람들이 하는 것에 영향을 주는 것이기 때문이다. 가족이든 위원회 안에서든, 또는 정치적 행동을 통해 우리 모두는 다른 사람들을 설득하려고 한다. 그리고 설득한다는 것은 타인의 자유를 침범하는 것이다. 박애주의와 자유는 대립할 수 있다.

어떤 정책, 어떤 종류의 사회공학도 개인에게 압력을 가한다. 이것이 어디까지 용인될 수 있을까? 수용 가능한 간섭에 대한 지침이 존재할 수 있을까?

### 지도자와 여론 주도층

역사책들은 흔히 어떤 사건이나 변화를 두고 유명인들의 덕이라고 하거나 그들 탓이라고 비난한다. 이를테면 마르틴 루터Martin Luther는 종교개혁을 시작했고, 나폴레옹Napoleon은 러시아에 맞서 군대를 이끌었으며, 영국에서 윌리엄 윌버포스William Wilberforce는 노예무역을 종식시켰고, 채드윅Chadwick은 공중보건체계를 개혁했다는 것 등이다. 최근의 '대처리즘Thatcherism'에 이르기까지, 역사는 지도자들의 성취로 그려지고 있다.

해리 트루먼Harry Truman 대통령 그 자신은 결코 변변찮은 지도자가 아니었지만, 지도자에 대해 좀 더 냉정한 시각을 제시했다. 그는 "선구자의 첫 번째 자질은 남들이 자신을 따른다고 확신하는 것이다!"라고 했다. 만일 루터, 윌버포스, 채드윅 또는 대처가 다른 세대에 태어났더라면 우리는 절대 그들의 말을 듣지 않았을 것이다. 그들이 보여준 지도력은 그 시대의 요구와 정서에 부합하는 것이었고, 그랬기에 받아들여겼다. 마찬가지로 노스카렐리아North Karelia 지역의 '관상동맥 질환 예방 프로그램'은 핀란드의 심장 질환 감소에 크게 기여했다고 인정받는데, 그 성공은 적절한 시기에 적절한 지도력이 발휘되었다는 사실을 반영한다. 이 지역의 심장발작 사망률은 세계 최고였기 때문에 지역사회 성원들 사이에서는 우려가 만연해 있었고, 그들은 이에 대해 무엇을 해야 할지 듣기를 원했다.

과포화된 용액에 어떤 물체가 떨어지면 결정화가 촉진되는 것처럼, 지도자는 사회적 변화와 공중보건의 향상을 촉진할 수 있다. 단, 적절한 시기와 장소에서 그들이 적절한 사항을 이야기하는 한에서 말이다. 이제는 더욱 건강한 먹을거리, 더욱 건강한 환경, 삶의 질 향상에 대한 지역사회의 관심이 크고 또 점차 증대하고 있다. 그 결과 이러한 원인들을 지지하는 정당과 지도자는 그러한 추세에 집중하고 이를 강화하기 위해 효과적으로 행동할 수 있다. 조수는 바람직한 방향으로 움직이고 있으며, 크누트 왕에게는 전진하기 좋은 시점이다.

## 보건 교육

보건 교육의 목표는 정보를 제공하고, 도전을 제기하며, 독자적 판단을 촉진하고, (아마도 틀림없이) 설득하는 것이다.

### 정보

소비자의 선택은 정보가 제공되는 만큼만 자유롭다. 정보 자체는 사람들이 하는 것과 놀라울 정도로 연관성이 없을 수 있지만, 어쨌든 그것이 첫 번째 단계임은 분명하다. 사람들은 자신이 얻은 정보에 대해 무엇을 해야 할지 선택할 수 있다. 하지만 최소한 자신들의 건강에 영향을 미칠 수 있는 문제에 대해 되도록 많이 알 수 있는 권리가 부여되어야 한다.

정보의 목적이 대중의 조작이어서는 안 된다. 학술 논문의 경우, 결과(증거)를 고찰 및 결론(주장)과 엄격하게 분리해서 기술하도록 교육받는다. 보건 교육에서도 마찬가지로 정보는 객관적으로, 균형에 맞게 제시되어야 한다. 이러한 활동은 선동 혹은 광고와 분명히 다르다.

흔한 오류는 확실성을 과장하는 것이다. 선의의 의학 전문가는 증거에서 불완전성을 감추고 모든 것이 확실한 것처럼 그들의 결론을 제시할 수 있다. 실제로 그들은 이것이 사실이라고 쉽사리 스스로를 설득한다. 대중매체는 단순하면서 피상적으로 분명한 진술을 추구함으로써 이러한 과정을 묵인하고, 일반적으로 대중은 균형과 정직이 주는 불편함보다는 확실성이 주는 편안함을 선호한다.

잘못된 정보가 넘쳐나면서, 식음료산업의 순수한 상업적 이해에 따라 판촉 활동에 투자되는 막대한 자원과 보건 교육에 쓸 수 있는 적은 자원 사이에 심각한 불균형이 발생하고 있다. 숙련되고 재정이 막강한 홍보 업체들은 그들의 스폰서에게 우호적인 거짓 교육적 상품을 판매할 수 있는 텔레비전, 신문, 심지어 학교에서도 보도권을 가지고 있다. 대중은 한 의사의 논문이나 프로그램에 돈을 댄 것이 누구인지, 그리고 학문적 세계에서 그 의사가 대단한 사람인지 보잘것없는 사람인지 알 필요가 있다.

라이히터H. M. Leichter는 또 다른 종류의 잘못된 정보, 즉 과도한 극화劇化에 강력한 경고를 해왔다.

거짓 경보!……각각의 문제를 페스트 이래 가장 심각한 건강상의 위협으로 그려내는 경향. 교통사고는 '20세기 후반의 가장 다루기 힘든 도전'으로 그려져 왔다. 흡연은 '핵폭발에 따른 멸망' 바로 다음의 문제로 꼽혔고, 알코올 남용은 '우리 시대의 주요한 공중보건 이슈'로 ……우리는 보건문제의 다중성을 대표하는 묵시록적인 주장들에 직면해 둔감해지거나 히스테리에 빠지게 될 것이다. 그 문제들 중 다수는 우리 자신의 부주의에서 비롯되었는데도 말이다(Leichter, 1991).

정보는 사람들이 하고 싶어 하는 것을 결정하는 데 도움이 되기 위해서뿐 아니라, 자신의 소망을 실행하도록 돕기 위해서도 필요하다.

영국에서 식품 생산품의 약 70%는 제조된 것이나 포장된 것이며, 의학적 관심의 대상이 되는 영양소, 즉 지방, 설탕, 소금의 주된 공급원은 부적절한 안내표시가 붙은 상품 포장에서 확인할 수 있다(James and Ralph, 1992).

간단하고 알아보기 쉬운 식품 성분표를 제공하려는 노력이 지속적으로 실패하는 것은 만일 대중들이 자신이 구입하는 것이 무엇인지 알게 된다면 사업이 위태로워질 것이라는 일부 식품 산업의 (올바른) 관점을 일차적으로 반영한다.

### 도전

공무원을 대상으로 시행한 금연 카운슬링 임상시험(Rose et al., 1982)

의 첫 번째 개별 면접에서 우리는 그들의 상황을 있는 그대로 제시했다. 면접을 끝내면서 우리는 그것에 대해 심사숙고할 것을 촉구했고, 다음 주에 만나서 그의 결정 사항을 이야기해달라고 했다. 우리는 문제를 제기했지만 설득하려 하지 않았고, 심지어 조언을 하지도 않았다. 하지만 거의 절반이 더는 담배를 피우지 않았다!

문제를 제기하는 것은 이슈의 중요성과 결정에 대한 개인들 스스로의 책임성 둘 다를 강조하는 것이다. 이는 개인의 선택권을 강화하고자 하는 것이지, 침범하려는 것이 아니다. 이것이 보건 교육의 적절하면서 핵심적인 요소이다.

### 독립적 판단을 격려하기

미국 학교들에서 가장 성공을 거둔 보건 교육 프로그램들 중에는 어린이들이 스스로 자신의 행동에 대한 의견을 정립하고, 역할극을 통해 자신의 결정을 뒤집으려는 다른 친구들의 압력에 맞설 수 있도록 훈련하는 것이 있다. 마찬가지로 공무원들 사이에서 우리의 금연 중재가 성공한 것은 최소한 부분적으로는 전통적인 권위주의적 접근법('당신은 담배를 끊어야 해!')을 독자적 판단을 격려하는 것('당신이 진정으로 원하는 것이 무엇인가?')으로 바꾸었기 때문이라고 생각한다.

### 설득?

개별 환자와 대면할 때 설득은 아마도 효과가 없을 것이다. 만일 환자들이 무슨 일이 일어날지 알면서도 담배를 피우고, 심하게 술을 마시고, 혹은 비만 체형을 유지한다면 그뿐이다. 그것은 그들의 선택이며,

누구도 여기에 간섭해서는 안 된다.

이상적 세계에서라면 인구집단 보건 교육에도 똑같은 상황이 적용될 수 있다. 정치적 세계의 방법(선전)이나 상업적 세계의 방법(광고와 사고의 조작)은 의학에 설 자리가 없다. 어려운 점은 다른 편으로부터 쏟아지는 엄청난 양의 설득('더 많은 보드카를 마셔라!', '더 크고 빠른 차를 몰아라!')이다. 만일 한쪽만이 아니라 양쪽에서 공격을 받는다면, 자유는 조금 덜 고통받을지도 모른다. 나는 오로지 이러한 이유 때문에 설득이 보건 교육에서 일정한 역할을 할 수 있다는 점을 마지못해 인정한다.

소수의 보건 교육자들도 이러한 우려에 공감한다. 그들 중 다수는 마치 광고주가 상품 판매 증가로 그들의 성공을 평가하듯 자신의 성공을 단순히 행동 변화의 정도로 측정한다. 실제로 종종 한 광고회사가 상업적 회사와 보건 교육 기관 양쪽과 동시에 계약을 맺으며, 이들은 양쪽 광고주를 위해 똑같은 기법을 활용한다.

### 선택의 자유

그것이 존재하기는 하는 것일까?

어떤 형태의 정부라도 개인적 자유에 대한 속박을 의미할 수밖에 없다. 불행하게도 무정부라는 대안은 자유에 더 큰 위협을 가할 수 있다. 약자가 강자의 횡포로부터 보호받을 수 없기 때문이다. 따라서 사회를 규제하려는 시도(사회공학)를 개인적 자유에 대한 공격으로만 바라봐서는 안 된다. 어떤 자유는 다른 것들을 신장시키는 대가로 제거되기도 한다. 어떤 특정 정책과 관련해 제기해야 할 질문은 그것이 선택의 자유에 순이득을 가져왔는지 여부라 할 수 있다.

한동안 정치적·경제적 사고를 지배해온 이른바 자유 시장 체제란 나머지 사람들의 자유를 심각하게 축소하는 대가로 부를 창출하는 이들에게 자유를 보장하는 것을 의미한다. 이 불쾌한 사실을 은폐하기 위해 엄청난 노력이 이루어지고 있다.

유럽연합은 현재 예산의 60%(매년 320억ECU)를 농산물 시세 조작에 지출하고 있다. "누구도 '소비자 선택에 의해 지배되는 자유 시장에 대한 간섭'이라는 논리를 바탕으로 더욱 건강한 식이 습관 형성에 우호적인 가격 정책으로 변화시키는 것에 반대할 수 없다. 그러한 자유 시장 자체가 존재하지 않기 때문이다"( James and Ralph, 1992). 동일한 저자의 이야기를 재인용하자면, "엄청난 규모의 소와 양 기름이 (그것을 원하지도 사지도 않을) 소비자들에게 직접 팔릴 수는 없다. 따라서 이들은 육류 제조품과 지방이 풍부한 다른 식품들에 포함됨으로써 감춰진 형태로 식품 공급망에 침투하는 방식을 찾는다".

농업 정책과 보조금이라는 총체적이면서 강력한 체계는 생산자를 보호하기 위해 고안된 것이지 소비자의 건강을 위한 것이 아니다. 소비자의 자유로운 선택은 그러한 체계를 심각하게 방해할 것이기 때문에, 자유로운 정보의 유통은 제한된다. 소비자는 훨씬 건강한 저지방 생산품을 공급받고 있다고 믿게 된다. 하지만 그들은 식품유통체인에 다시 몰래 들어와 생산된 지방의 총량이 이전과 다를 바 없다는 점에 대해서는 듣지 못한다.

한 국가 내에서, 또 (더 심하게) 선진국과 개발도상국 사이에서 사회경제적 격차가 전반적으로 심화되고 있다. 빈곤과 빈약한 교육은 특히 이들이 조합될 경우 자유의 상실, 뒤이은 건강의 악화를 의미한다. 가난한 이들은 빈곤한 지역에서 열악한 주택에 살아야 한다. 그들의 식이 선택은 경제적 압박과 교육 부족 때문에 더 나빠지는 경향이 있다. 더 근본적으로 미래의 건강에 대한 우려는 오늘의 더욱 긴급한 문제 때문에 밀려나며, 자존감은 낮은 사회적 지위에 의해 손상된다. 이는 절대적 빈곤만큼이나 상대적 빈곤에도 해당되는 듯하다. 따라서 스스로의 생활 습관을 결정하거나 건강한 선택을 할 수 있는 자유는 이미 광범위하고 심각하게 축소되어 있다. 보건 정책은 그러한 자유의 손실을 다른 자유의 손실이 지나치지 않는 한에서 가능하면 최대한 감소시키는 것을 목표로 해야 한다.

### 정부의 역할

개인들이 자신의 건강을 향상시키기 위해 스스로 할 수 있는 것은 많다. 하지만 그들이 실제로 그러한 행동을 취하는지 여부는 정부가 책임지는 경제적·사회적 구조에 상당 부분 달려 있다. 아쉽게도 이러한 방향에서 역사는 그리 밝은 전망을 보여주지 않는다. 일반적 원칙과 실질적 정책 사이에는 항상 상당한 격차가 있어왔기 때문이다. 정부의 존재 이유는 선견지명이 아니라(그럴 능력도 거의 없다), 도전과 위기에 대한 실용적인 반응이다. 그런데도 19세기 개혁운동가들은 사회적 또는 정치적 위기에 대한 그들의 대응을 통해 공중보건상의 일부 중요한 발전들을 이뤄내는 데 성공했다. 마찬가지의 것이 오늘날에도 여전히 가능하다. 그러나 우리는 우리의 기대에 대해 좀 더 분명해질 필요가 있다.

선행을 강제하기?

건강 증진과 환경 규제에서 정부의 첫 번째 임무는 개인의 선택의 자유를 보호하는 것이다. 유독한 매연을 흡입하고 싶어 하지 않는 사람들은 그럴 필요가 없게 해주어야 하며, 반면 담배를 피우고 싶어 하는 사람들에게는 가능하다면 그렇게 할 수 있는 기회가 주어져야 한다. 정부도 경영진도 사람들에게 좋다는 이유만으로 그들에게 제한을 가할 권리를 가진 것은 아니다. 만약 우리가 진정으로 선택의 자유를 믿는다면, 그것은 일관되게 존중되어야 한다. 만일 간절히 원한다면, 사람들은 '어리석어질 자유'도 있어야 한다(Leichter, 1991).

이러한 원칙은 안전규제에서는 널리 지켜지지 않는데, (종종 소송에 대한 두려움 때문에) 온정주의적으로 방어적인 경향이 있기 때문이다. 주점의 영업시간, 오토바이 운전자를 위한 안전헬멧, 그리고 수많은 유럽연합의 규제들은 가끔 다소 거짓된 경제적 논거에 의해 뒷받침되기도 하지만, 일차적으로 선행의 증진을 위해 강제된다. 흡연과 음주를 감소시키는 수단으로 세금을 활용하는 것도 이와 동일한 접근법이라 할 수 있다. 결과는 훌륭할 수 있지만 그 수단이 윤리적으로는 용인될 수는 없다. 선행은 강제되어서는 안 된다.

윤리적 결정은 그렇게 단순하지 않다. 우리에게 필요한 것은 (판단을 방해하는) 더 많은 규칙들이 아니라, 오히려 명료하게 생각하고 핵심 이슈나 갈등하는 이해관계를 드러내는 것이다. 사람들이 개인으로서 특정한 건강 위해의 폭로 여부를 자유롭게 선택할 수 있는 상황이라면, 선택은 개인들에게 맡겨질 수 있고 또 맡겨져야 한다. 불행하게도 많은 상황들이 이렇게 간단하지 않다. 만일 공장이 오염물질을 방출한다면,

그 지역 주민들은 그것을 흡입하지 않을 수 없다. 만일 노동자들이 못마땅한 환경(흡연자와 같은 사무실을 쓰는 등)에서 일하는 것에 대해 합당한 대안을 갖지 못한다면, 개인적인 선택의 자유는 작동할 수 없다. 폭로가 집합적이고 피할 수 없는 것이라면, 집합적으로 강제되는 규제만이 효과적일 것이다.

중부 및 동부 유럽에는 낡은 생산 시설과 공정에서 비롯된 심각한 환경오염이 존재한다. 도시들에서는 악취가 난다 ― 서구에서는 오늘날 드문 현상이다. 그러한 국가들의 안팎에는, 되도록 빨리 그 문제의 공장을 폐쇄하라는 강력한 압력이 존재한다. 그에 따른 한 가지 결과는 실업률 증가와 경기 하강의 심화가 될 것이다. 그렇다면 좀 더 건강한 환경의 최종적인 대가는 공중보건의 악화가 될 것이다. 대중과 정부의 인식에서 오염된 공기의 위험은 과장되는 경향이 있는 반면, 빈곤의 해악은 과소평가되고 있다. 어떤 한 가지 이슈를 과잉 단순화하거나 한 측면만을 강조하는 경우, 잘못된 결론으로 이어질 수 있다.

### 건강에 반反하는 힘을 제한하기

개인이나 기관이 다른 이들에게 위협이 되는 경우, 비록 자유를 침해하는 것일지라도 정부가 이러한 행위를 제한해야 한다는 것이 널리 인정된다. 범죄자는 수감되고, 운전자는 반드시 면허를 따야 하며, 낡은 차는 검사를 받아야 한다. 또한 출장요리 서비스는 규제와 점검의 대상이며, 환자에게 감염을 전파할 위험이 있다는 논거 때문에 외과 의사의 HIV 검사가 허용된다. 이와 관련된 원칙들은 타당하다. 특히 논의 중인 위험이 심각하거나(회피 가능한 교통사고), 흔하거나(식중독), 혹은 수혜자의 회피 능력을 벗어나는(환자의 HIV 감염) 경우에는 더욱 그렇다. 하지만 그것은 여전히 비용과 균형이 맞아야 한다. 지나는 여행자들에게 숙박을 제공하는 농장과 작은 민박집에, 호텔에나 필요한 수준의 상세한 주방 관련 기준을 동일하게 적용하자는 제안이 있다. 이렇게 된다면 안타깝게도 그들 중 상당수가 업계를 떠나야 할 것이다.

적당하게 공정한 게임이 이루어지는지 감시하는 것은 대개 정부의 몫이다. 흡연, 독한 술, 크고 빠른 차, 저질 햄버거의 판촉에 소모되는 막대한 비용은 강제적으로 경감되거나, 아니면 그에 상응하는 한층 더 건강한 대안의 촉진과 균형을 이루어야 한다. 우유와 버터를 생산하는 농민에게는 엄청난 보조금이 지급되고, 식물성 기름과 연성 마가린을 생산하는 농부에게는 보조금이 전혀 주어지지 않는 것은 소비자의 자유를 왜곡하는 불균형을 낳는다. 이는 잘못된 것이다. 소비자 선택에 대한 정부 개입의 결과는 조작이 아닌, 중립성을 증진하는 것이어야 하기 때문이다.

### 가능하게 하기

사람들로 하여금 건강한 선택을 하고 실천하게 하기 위해서는 중앙에서 재정을 지원하고 정보와 시설을 제공해야 한다. 식품에는 적절하고 이해할 만한 정보가 표기되어야 한다. 운동에 관한 조언은 사람들이 기꺼이 접근할 수 있는 스포츠 시설이나 여가 활용 시설이 없다면 헛수고가 될 것이다. 가격을 부담할 수 있는 괜찮은 주거 시설이 보급되어야 한다. 실업자에게는 일자리가 필요하며, 젊은이에게는 저녁에 선술집 대신 갈 수 있는 곳이 필요하다. 만일 사람들이 이러한 것들을 원한다면, 중앙 정부든 지방 정부든 이들을 제공하는 것은 정부의 의무가 된다.

일국의 영아 사망률을 예측하는 가장 좋은 지표는 모성의 교육 수준이다. 사람들이 선택을 인도해줄 정보를 어떻게 어디에서 얻을지, 그러한 정보를 어떻게 해석하고 판단할지, 또 그들의 선택을 어떻게 결정하고 실천에 옮길지를 배우는 것은 교육을 통해서이다. 교육은 건강을 가능하게 하는 첫 번째 요인이다.

## 누가 결정을 내릴 것인가?

의료와 환경 이슈는 종종 매우 기술적이고, 대중이 이 모든 기술적 세부 사항들을 이해할 것이라고 기대하기란 어렵다. 이 때문에 전문가들이 강력한 위치를 차지하게 되고, 우리 전문가들은 스스로의 영향력을 넘어서야 한다는 끊임없는 위험에 처하게 된다. 우리는 기술적 전문가일 뿐이지, 사회적 가치나 정치적 사안에 대한 전문가는 아니다. 이는 대중들로 하여금 의학 전문가에 대해 양가적ambivalent 태도를 갖게 만든다. 우리는 많은 것을 알기 때문에 신뢰를 받고, 따라서 영향력을 갖고 이야기한다. 그리고 우리의 기술적 영향력과 대중에게 무엇이 최선인지를 결정할 권리를 우리가 혼동하고 있다는 것을 사람들이 (종종 정확하게) 감지하기 때문에 또한 불신을 받는다.

환자와 마찬가지로 사회는 보건 전문가들에게 조언을 청한다. 우리가 기술적 전문가이기 때문이기도 하고, 또한 그들이 종종 마주치는 강력한 상업적·정치적 압력에 비해 우리의 조언이 훨씬 공평무사하기 때문이다. 우리의 책임은 과학적이고 기술적인 사안에 대한 정확하고 균형 잡힌 설명을 제공함으로써, 대중들이 가능한 한도 내에서 충분한 정보를 기반으로 선택할 수 있도록 노력하는 것이다.

환자가 의사에게 요구하듯, 때로 전문가들은 무엇을 해야 할지 근거에 입각해 조언해달라는 요구를 받는다. 그리고 바로 이 지점에서 우리는 자신의 특정 가치들을 권고들에 포함함으로써 우리의 제한된 영향력을 넘어설 위험에 처한다. 전문가의 자문보고서가 (영향력을 가진) 전문가로서의 발언과 올바른 반응에 대한 개인적 관점의 표명을 분명하게 구분하는 경우는 거의 없다.

전문가들은 또한 정부, 규제기관, 경영진 등의 자문 요청을 받기도 한다. 이 역시 역할의 혼동을 낳을 수 있다. 공식 자문위원회에 속한 의학 위원의 역할은 공공의 건강을 위해 공중보건의 편익에 대해 의료 전문가로서 발언하는 것이다. 하지만 관료와 정치적 위원은 재정, 정책, 홍보와 관련된 전혀 다른 압력에 반응할 가능성이 높다. 이것들도 중요하고 정당한 사안들이지만, 공중보건의 사안들과 충돌할 여지가 있는 어떤 경우라도 의료계 인사들은 적당한 거리를 유지하도록 주의를 기울여야 한다.

정치적 결정은 정치인들을 위한 것이다. 그들의 의제는 복잡하며, 대개 대중의 감시에서 벗어나 있다. 흔히 대중들이 정책입안자들보다 건강을 더욱 중요하게 여긴다는 점에서 이는 불행한 일이다. 더 많은 공공정보 공개와 건강 이슈에 대한 논쟁을 자극하는 것이라면 무엇이든 바람직하다. 그것이 개인들의 더욱 건강한 선택을 이끌어낼 수 있기 때문만이 아니라, 건강 이슈를 정치적 의제의 더 높은 위치에 올려놓을 수 있기 때문이다. 결국 이것이 아마도 보건 교육의 가장 중요한 성취일지도 모른다. 건강에 관심이 있는 정부 당국자들은 그들의 행동이 선거에서 표를 얻는 데 도움이 되리라고 여기는 한에서만 그러한 관심을 실행으로 변화시키려 한다. 민주주의 사회에서 건강 정책에 대한 의사결정의 궁극적 책임은 대중에게 있어야 한다. 현재 이러한 일은 일어나지 않고 있다.

사회는 그 지도자들이 불가능한 것을 성취할 것이라 기대할 수 없다. 만일 대중이 수많은 독성폐기물과 환경오염을 생산할 수밖에 없는 삶의 방식에 매여 있다면, 이 문제를 두고 전적으로 산업계를 비난하거나 완벽한 해결 방법을 기대해서는 안 된다. 또한 사람들이 더 빠르게 차를 몰고, 더 많은 술을 마시기로 선택한다면, 길 위에서 죽는 사람이 늘어날 수밖에 없다.

## 공중보건에 대한 가장 큰 위협: 전쟁

현대의 전쟁은 어느 질병보다 많은 사람들을 더욱 빨리 죽이거나 불구로 만든다. 핵무기가 사용된다면 이는 불가항력적인 진실이 되겠지만, 이른바 재래식 무기의 파괴력도 향상되고 있다. 전쟁의 바로 뒤에는 자원과 서비스의 파괴와 해체, 그리고 피난민과 집 잃은 이들의 문제에 의한 이차적 공중보건 재앙이 기다리고 있다. 전쟁 준비, 무기 생산과 거래에 들어가는 비용은 주요 예방의학 프로그램을 모두 실행하는 데 필요한 비용을 훨씬 초과한다. 이 모든 비용과 반대로 전쟁이 건강에 잠재적 편익을 가져온다는 것도 인정되고 있다. 전쟁 기간에 식량

배급제가 시행되면서 영국 국민들의 영양 상태는 호전되었고, 포도주 소비가 강제로 감소할 수밖에 없었던 프랑스에서는 간경화에 의한 사망이 줄어들었다. 하지만 전체적으로 엄청난 부정적 결과가 초래되었다는 것에는 논쟁의 여지가 없다. 세계적 또는 일국의 건강을 향상하는 데 관심이 있는 이라면 누구에게나 전쟁의 예방과 전쟁에 대한 대비는 우선순위가 되어야 한다. 이러한 방향에서의 실패는 다른 모든 노력을 헛되게 할 것이다.

시대의 조짐은 그렇게 희망적이지 않다. 무기류의 파괴력은 빠른 속도로 증가하고 있다. 국제 무기 거래의 양을 줄이려는 진지한 의도를 보여주는 어떤 증거도 없다. 아직 핵무기를 보유하지 못한 나라들은 이를 확보하기 위해 그들이 할 수 있는 모든 일을 하고 있으며, 이미 핵무기를 보유한 나라들은 그러한 능력을 소멸시킬 어떠한 계획도 갖고 있지 않다.

정부의 '방사성폐기물 관리 자문위원회'의 위원 자리를 사직하기 전 마지막 회의에서, 나는 만일 핵탄두가 해체된다면 이때 발생할 잉여의 군사용 플루토늄 폐기를 위해 어떤 후속 대책이 존재하는지 질문했다. 대답은 '전혀 없다'였다. 정부는 그러한 만일의 사태를 전혀 예상하지 않는다.

## 사회적·경제적 박탈

잉글랜드 남동부에서 태어난 여자아이의 평균수명은 78세로, 사하라 이남 아프리카 지역의 51세와 비교된다. 영국 안에서도 사망률은 커다란 불균형을 보이고 있다. 만일 모든 남성들이 남동부지역 전문가 집단과 같

〈표 8-2〉 국립보건서비스 직원의 연령 및 성 보정 사망비(잉글랜드와 웨일스 = 100)

| | 표준화 사망비 | |
|---|---|---|
| | 모든 사망 원인 | 폐암 |
| 의사 | 69 | 33 |
| 간호사 | 118 | 96 |
| 병원 수화물 운반인 | 151 | 185 |

자료: Balarajan(1989).

은 수준의 사망률을 갖는다면 전국 사망률은 37% 낮아질 것이다. 하지만 북부지역 미숙련노동자들의 사망률과 같다면 전국 사망률은 94% 높아질 것이다. 이러한 막대한 격차는 영국에만 국한된 것이 아니다. 뉴욕 시에서는 1980~1990년에 결핵 발생률이 132%나 증가했다. 흑인의 연간 결핵 발생률은 10만 명당 129명으로, 백인의 10명과 큰 차이를 보인다.

우리가 런던 시 공무원을 대상으로 시행한 화이트홀 연구 결과, 이환과 사망의 가장 좋은 예측인자는 직급이었다. 15년 이상 추적 관찰하는 동안 전보 배달인과 계시원의 15% 이상이 사망한 반면, 관리자 직급은 5% 미만이 사망했다. 동일한 이들을 대상으로 한 새로운 조사는 건강 격차가 여전히, 그 어느 때보다 크다는 것을 보여주었다(Marmot et al., 1991). 이러한 격차의 상당 부분은 측정 가능한 행동요인의 차이로 설명할 수 있다. 낮은 직급에 속한 남성들이 담배를 더 많이 피우고(관리자 직급의 9%에 비해 34%가 흡연), 식이 습관이 더 나쁘며, 운동을 덜하고, 자신이 하는 일에 대한 통제력이 더 적고, 직업 만족도도 더 낮다고 불만을 털어놓았다.

사회경제적 지표로서 직업 지위의 중요성은 국립보건서비스 직원들의 사망률 연구에서도 인상적으로 확인된다(Balarajan, 1989). 〈표 8-2〉는 몇몇 두드러진 결과들을 보여준다. 최상층과 최하층 사이에서 총사망률이 거의 3배 차이가 난다는 것을 다시 확인할 수 있으며, 폐암의 경우 그 격차는 더욱 크다.

지역 간 건강 불평등은 상당히 크다. 이는 직업 효과처럼 특정한 사회경제적 요인들(과밀 주거, 실업, 교육, 자동차 소유)로 상당 부분 설명이 가능하다. 카스테어스와 모리스(Carstairs and Morris, 1989)는 잉글랜드와 스코틀랜드 사이의 건강 불평등을 언급하면서 다음과 같이 기술했다. "두 인구집단의 물질적 환경에서 관찰되는 엄청난 격차는 스코틀랜드 초과 사망의 상당 부분이 이 나라에서 경험되는 심각한 박탈에 기인할 수 있다는 것을 의미한다."

직업과 지역에 따른 건강 불평등은 아마도 모든 나라에 존재할 것이다. 이는 개발 국가보다 '개발도상' 국가에서 더 분명하게 나타난다. 후자의 도시들에서는 부유함과 절대 빈곤을 나란히 볼 수 있으며, 이러한 현상은 현재 광범위하게 보고되고 있다. 미국의 한 연구(Comstock and Tonascia, 1977)는 10년 미만의 교육을 받은 이들의 사망률이 13년 이상 교육받은 이들에 비해 2.5배 이상 높다는 것을 보여주었다. 저자들은 "교육 수준이 소득, 직업, 혹은 다른 사회경제적 지위 지표보다 사회에서 훨씬 쉽게 개선될 수 있기" 때문에 이는 희망적이라고 언급했다.

건강 훼손은 절대 빈곤은 물론 상대 빈곤과도 관련이 있다. 그래서 경제와 건강 수준이 전반적으로 향상되었는데도 불평등이 여전히 지속되는(심지어 악화되는) 것이다(Marmot and McDowall, 1986). 그 효과의 완전한 크기는 일반적으로 식별하기 어렵다. 하지만 이를테면 더욱 커다란 대중적 관심을 불러일으키는 환경오염에 의한 건강 피해보다는 훨씬 크다. 이 문제는 국가적으로나 세계적으로 공중보건의 당면 과제라 할 수 있다(Acheson, 1990).

사회경제적 박탈은 밀접하게 연관된 전체 요인들, 예를 들면 금전적 결핍, 과밀하고 열악한 주거 환경, 빈곤 지역 거주, 낮은 교육 수준, 만족스럽지 못한 일자리나 실질적인 실직 상태, 사회적 인정과 자긍심의 하락 등을 포함하기 때문에, 연구자나 개선 활동과 관련된 이들 모두 똑같이 어려움에 직면한다. 이제 이러한 박탈의 전체 집합체는 다양한 불건강 행위들로 이어진다. 여기에는 흡연, 과도한 음주, 나쁜 식습관, 운동 부족, 미래의 건강에 대한 전반적으로 낮은 고려 등이 포함된다. 이러한 집합체 중 특정 효과를 분리하거나, 특정한 단일 요인을 변화시키기는 어렵다.

**가야 할 길**

그렇다면 답은 무엇일까? 경제적 불평등을 감소시키는 정치적 변화는 이러한 건강 불평등 또한 분명히 감소시킬 것이며, 전반적인 국민보건에 커다란 편익을 가져올 것이다. 하지만 오늘날의 동향은 이러한 근본적 해결책에 호의적이지 않다.

**손상에 대한 방어**

천연두가 전파되기 쉬운 환경이 여전히 존재하는 국가들에서도 백신 덕분에 천연두는 박멸될 수 있었다. 덜 극적이기는 하지만 역시 중요한 것은 다른 예방접종들도 빈곤과 관련된 전염성 질환의 발생률을 통제하는 데 성공적이었다는 점이다. 설탕 소비가 여전히 높은 상황에서도 음용수의 불소화는 충치 발생을 억제해왔다. 이상은 그러한 환경들을 실제로 변화시키지 않으면서도 그로 인한 일부 건강 피해로부터 사람들을 보호한 집합적 방법의 사례들이다. 불행하게도 이러한 사례들의 목록은 대단히 짧다.

경계역에서의 행동

박탈을 구성하는 요인들의 집합체 안에서도 독립적으로 대처할 수 있는 일부 특정 요소들을 확인할 수 있다. 따라서 기저의 경제적 격차가 지속되는 가운데에서도 일부 진보를 이루어낼 수 있다. 네팔의 농촌에서 시행된 훌륭한 임상시험은 7살 미만의 어린아이들에게 매 4개월마다 비타민 A 캡슐을 먹였을 때, 이후 12개월 동안의 사망률이 30% 줄어든다는 것을 확인했다(West et al., 1991). 이는 더할 나위 없이 훌륭하다. 네팔의 모든 가난한 이들에게 양질의 식사를 하라고 권고하는 것은 매우 비현실적이지만, 어린아이들에게 값싼 비타민 보조제를 지급하는 것은 그렇게 상상도 못할 일은 아니다.

개발도상국은 물론 선진국에서도 이러한 방향의 연구들이 긴급하게 더욱 많이 이루어져야 한다. 전체적인 빈곤은 남아 있더라도 수용 가능한 비용으로 개선할 수 있는 사회적 박탈의 특정 구성요소들에 대한 탐구가 이루어져야 한다. 한편 정치적 노력은 박탈의 세 가지 더욱 광범위한 구성요소들에 초점을 두어야 한다. 그 각각은 건강에 심원한 영향을 미치며, 경제적 불평등 상황에서도 일부 개선이 가능한 것들로 교육, 주거, 실업이 여기에 해당한다.

## 건강에 대한 책임

과학적 낙관주의의 시대에는 건강 문제에 대한 답을 의료가 가지고 있거나 혹은 곧 발견할 것이라고 믿었다. 이를테면 만일 미국 대통령이 수백만 달러를 지원하면 암이 정복될 수 있을 것이라고 생각했다. 이러한 낙관주의는 종말을 고했고(일부 대중 매체를 제외하고), 우리는 정신을 차리고 있다. 의학은 실제로 일부 건강 문제들에 대해 효과적인 해답을 제공했고, 다른 많은 질환들의 증상을 경감하는 방법을 발견했다. 하지만 대체로 질병의 발생과 관련해 무엇인가를 해야 한다는 필요는 여전하다. 이는 보건 서비스와 질병 발생의 결정요인에 영향을 미치는 결정을 내리는 모든 이들 사이에 새로운 협력이 필요하다는 것을 의미한다(Rose et al., 1984; Rose, 1990c).

질병의 일차적 결정요인은 주로 경제적이고 사회적이며, 따라서 그에 대한 대책 또한 경제적이고 사회적인 것이어야 한다. 의학과 정치는 분리될 수 없으며, 분리되어서도 안 된다.

## 참고문헌

Acheson, E. D. 1990. "Edwin Chadwick and the world we live in." *Lancet*, 336, pp.1482~1485.

Ackerknecht, E. H. 1970. *Therapie von den Primitiven bis zum 20. Jahrhundert*. Stuttgart: Enke.

de Alarcon, R. 1969. "The spread of heroin abuse in the community." *WHO Bull. Narc*, 21, pp.17~20.

Anderson, J., F. Huppert and G. Rose. 1993. "Normality, deviance and minor psychiatric morbidity in the community. A population-based approach to General Health Questionnaire data in the Health and Lifestyle Survey." *Psychol. Med.*, 23, pp.475~485.

Baker, G. 1777. *An essay concerning the cause of the endemial colic of Devonshire*. London: J. Hughs, near Lincoln's-Inn-Fields.

Balarajan, R. 1989. "Inequalities in health within the health sector." *Br. Med. J.*, 299, pp.822~825.

Barker, D. J. P. 1991. "The foetal and infant origins of inequalities of health in Britain." *J. Public Health Med.*, 13, pp.64~68.

Barker, D. J. P., C. Osmond, P. D. Winter, B. Margetts and S. J. Simmonds. 1989. "Weight in infancy and death from ischaemic heart disease." *Lancet*, i, pp.577~580.

Beral, V., H. Inskip, P. Fraser, M. Booth, D. Coleman and G. Rose. 1985. "Mortality of employees of the United Kingdom Atomic Energy Authority, 1946~1979." *Br. Med. J.*, 291, pp.440~447.

Brayne, C. and P. Calloway. 1988. "Normal ageing, impaired cognitive function, and senile dementia of the Alzheimer's type: a continuum?" *Lancet*, i, pp. 1265~1267.

Brenner, B. 1985. "Continuity between the presence and absence of the depressive syndrome." Paper presented at the 113th Annual Meeting of the American Public Health Association, Washington, DC, November 1985.

British Medical Association. 1991. *Hazardous waste and human health*. Oxford University Press.

Carstairs, V. and R. Morris. 1989. "Deprivation: explaining differences in mortality between Scotland and England and Wales." *Br. Med. J.*, 299, pp. 886~889.

Cochrane, A. L. 1972. *Effectiveness and efficiency. Random reflections on the health services*. London: Nuffield Provincial Hospitals Trust.

Committee of Principal Investigators. 1980. "W.H.O. cooperative trial on primary prevention of ischaemic heart disease using clofibrate to lower serum cholesterol: mortality follow-up." *Lancet*, ii, pp.379~385.

Comstock, G. W. and J. A. Tonascia. 1977. "Education and mortality in Washington County, Maryland." *J. Health Soc. Behav.*, 18, pp.54~61.

Cox, B. D., M. Blaxter, A. C. Buckle, N. P. Fenner, J. F. Golding and M. Gore et al. 1987. *The health and lifestyle survey*. London: Health Promotion Research Trust.

Doll, R. 1982. *Prospects for prevention. The Harveian oration of 1982*. London: Royal College of Physicians.

Dostoevsky, F. 1927. *The Brothers Karamazov*, Vol.2. London: Dent.

Durkheim, E. 1897. *Le suicide: etude de sociologie*. Paris: Alcan.

Elwood, P. C. 1973. "Evaluation of the clinical importance of anaemia. Am." *J. Clin. Nutr.*, 26, pp.958~964.

Forsdahl, A. 1977. "Are poor living conditions in childhood and adolescence an important risk factor for arteriosclerotic heart disease?." *Br. J. Prev. Soc. Med.*, 31, pp.91~95.

Forte, J. G., J. M. P. Miguel, M. J. P. Miguel, F. de Pádua and G. Rose. 1989. "Salt and blood pressure: a community trial." *J. Hum. Hyperten.*, 3, pp.

179~184.

Foster, G. R., J. A. Dunbar, D. Whittet and G. C. A. Fernando. 1988. "Contribution of alcohol to deaths in road traffic accidents in Tayside 1982~6." *Br. Med. J.*, 296, pp.1430~1432.

Goldberg, D. P. 1972. *The detection of psychiatric illness by questionnaire*. London: Oxford University Press.

Goodchild, M. E. and P. Duncan-Jones. 1985. "Chronicity and the General Health Questionnaire." *Br. J. Psychiatry*, 146, pp.56~61.

Gurland, B., J. Copeland, J. Kuriansky, M. Kelleher, L. Sharpe and L. L. Dean. 1983. *The mind and mood of aging. Mental health problems of the community elderly in New York and London*. New York: Haworth Press.

Hales, C. N., D. J. P. Barker, P. M. S. Clark, L. J. Cox, C. Fall, C. Osmond and P. D. Winter. 1991. "Fetal and infant growth and impaired glucose tolerance at age 64 years." *Br. Med. J.*, 303, pp.1019~1022.

Hamilton, M., G. W. Pickering, J. A. F. Roberts and G. S. C. Sowry. 1954. "The aetiology of essential hypertension (1) The arterial pressure in the general population." *Clin. Sci.*, 13, pp.11~35.

Hammond, E. C., I. J. Selikoff and H. Seidman. 1979. "Asbestos exposure, cigarette smoking and death rates. Ann." *NY Acad. Sci*, 330, pp.473~490.

Hart, J. T. 1990. "Prevention of coronary heart disease in primary care: seven lessons from three dacades." *Fam. Practice*, 7, pp.288~294.

Heller, R. F., S. Chinn, H. D. Tunstall-Pedoe and G. Rose. 1984. "How well can we predict coronary heart disease? Findings in the United Kingdom Heart Disease Prevention Project." *Br. Med. J.*, 288, pp.1409~1411.

Hui, S. L., W. Siemenda and C. C. Johnston. 1988. "Age and bone mass as predictors of fracture in a prospective study." *J. Clin. Invest.*, 81, pp.180~189.

Intersalt Cooperative Research Group. 1988. "Intersalt: an international study of electrolyte excretion and blood pressure. Results for 24 hour urinary sodium and potassium excretion." *Br. Med. J.*, 297, pp.319~328.

James, W. P. T. and A. Ralph. 1992. "National strategies for dietary change." in M. Marmot and P. Elliott(eds.). *Coronary heart disease epidemiology: from aetiology to public health*. Oxford University Press.

Keys, A.(ed.). 1970. *Coronary heart disease in seven countries*. American Heart Association Monograph 29, American Heart Association, New York.

Khaw, K.-T. 1991. "Prevention of osteoporosis and fractures using high risk and population strategies: lessons from cardiovascular disease." Submitted for publication.

Khaw, K.-T. and G. Rose. 1989. "Cholesterol screening programmes: how much potential benefit?." *Br. Med. J.*, 299, pp.606~607.

Kreitman, N. 1986. "Alcohol consumption and the preventive paradox." *Br. J. Addic.*, 81, pp.353~363.

Law, M. R., C. D. Frost and N. J. Wald. 1991. "III Analysis of data from trials of salt reduction." *Br. Med. J.*, 302, pp.819~824.

Law, M. R., N. J. Wald and T. W. Meade. 1991. "Strategies for prevention of osteoporosis and hip fracture." *Br. Med. J.*, 303, pp.453~459.

Ledermann, S. 1956. *Alcool, alcoolisme, alcoolisation*, Vol.1. Paris: Presses Universitaires de France.

_____. 1964. *Alcool, alcoolisme, alcoolisation. Mortalité, morbidité, accidents du travail*. Institut National d'Etudes Démographiques, Travaux, et Documents, Cahier 41. Paris: Presses Universitaries de France.

Leichter, H. M. 1991. *Free to be foolish. Politics and health promotion in the United States and Great Britain*. Princeton, NJ: Princeton University Press.

Lubin, J. H. and M. H. Gail. 1990. "On power and sample size for studying features of the relative odds of disease." *Am. J. Epidemiol.*, 131, pp.552~566.

Lukes, S. 1973. *Emile Durkheim. His life and work: a historical and critical study*.

Harmondsworth: Penguin Books.

McCormack, W. M., B. Rosner, Y.-H. Lee, A. Munoz, D. Charles and E. H. Kass. 1987. "Effects on birth weight of erythromycin treatment of pregnant women." *Obstet. Gynecol.*, 69, pp.202~207.

Mann, A. H. 1977. "The psychological effect of a screening programme and clinical trial for hypertension upon the participants." *Psychol. Med.*, 7, pp.431~438.

Marmot, M. G. and M. E. McDowall. 1986. "Mortality decline and widening social inequalities." *Lancet*, ii, pp.274~276.

Marmot, M. G., J. J. Shipley and G. Rose. 1984. "Inequalities in death-specific explanations of a general pattern?." *Lancet*, i, pp.1003~1006.

Marmot, M. G., G. D. Smith, S. Stansfield, C. Patel, F. North and J. Head et al. 1991. "Health inequalities among British civil servants: the Whitehall II study." *Lancet*, 337, pp.1387~1393.

Martin, M. J., S. B. Hulley, W. S. Browner, L. H. Kuller and D. Wentworth. 1986. "Serum cholesterol, blood pressure, and mortality: implications from a cohort of 361,662 men." *Lancet*, ii, pp.933~936.

Morris, J. N. 1980. "Are health services important to the people's health?" *Br. Med. J.*, i, pp.167~168.

Pickering, G. W. 1968. *High blood pressure*, 2nd edn. London: Churchill.

Plato. *Apologia*, 24b.

Rose, G. 1964. "Familial patterns in ischaemic heart disease." *Br. J. Prev. Soc. Med.*, 18, pp.75~80.

_____. 1981. "Stratege of prevention: lessons from cardiovascular disease." *Br. Med. J.*, 282, pp.1847~1851.

_____. 1985. "Sick individuals and sick populations." *Int. J. Epidemiol.*, 14, pp.32~38.

_____. 1989. "The mental health of populations." in P. Williams, G. Wilkinson, and K. Rawnsley(eds.). *The scope of epidemiological psychiatry*. London: Routledge.

_____. 1990a. "Future of disease prevention. Britsh perspectives on the U.S. Preventive Services Task Force Guidelines." *J. Gen. Int. Med.*, 5, pp.S129~S132.

_____. 1990b. "Doctors and the nation's health." *Ann. Med.*, 22, pp.297~301.

_____. 1990c. "Reflections on the changing times." *Br. Med. J.*, 301, pp.683~687.

Rose, G. and L. Colwell. 1992. "Randomised controlled trial of anti-smoking advice: final (20year) results." *J. Epidemiol. Commun. Health*, 46, pp.75~77.

Rose, G. and S. Day. 1990. "The population mean predicts the number of deviant individuals." *Br. Med. J.*, 301, pp.1031~1034.

Rose, G. and M. Shipley. 1990. "Effects of coronary risk reduction on the pattern of mortality." *Lancet*, 335, pp.275~277.

Rose, G., P. J. S. Hamilton, L. Colwell and M. J. Shipley. 1982. "A randomized controlled trial of anti-smoking advice: 10-year results." *J. Epidemiol. Commun. Health*, 36, pp.102~108.

Rose, G., K. Ball, J. Catford, P. James, D. Lambert and A. Maryon-Davis et al. 1984. *Coronary heart disease prevention. Plans for action*. London: Pitman.

Rosenhan, D. L. 1973. "On being sane in insane places." *Science*, 179, pp.250~258.

Royal College of Physicians of London. 1962. *Smoking and health. A report of the Royal College of Physicians of London on smoking in relation to cancer of the lung and other diseases*. London: Pitman Medical.

Skog, O.-J. 1985. "The collectivity of drinking cultures: a theory of the distribution of alcohol consumption." *Br. J. Addic.*, 80, pp.83~99.

Stamler, J., G. Rose, R. Stamler, P. Elliott, A. Dyer and M. Marmot. 1989. "Intersalt study findings: public health and medical care implications." *Hypertension*, 14, pp.570~577.

Stamler, R., J. Stamler, R. Grimm, F. Gosch, A. Dyer and R. Berman et al.

1984. "Trial on control of hypertension by nutritional means: three-year results." *J. Hypertens.*, 2(Suppl.3), pp.167~170.

Standing Medical Advisory Committee. 1990. *Blood Cholesterol testing. Report to the Secretary of State for Health*. London: Department of Health.

Steering Committee of the Physicians' Health Study Research Group. 1988. "Preliminary report: findings from the aspirin component of the ongoing physicians' health study." *New Engl. J. Med.*, 318, pp.262~264.

Trotter, W. R. 1990. "Is bracken a health hazard?." *Lancet*, 336, pp.1563~1565.

US Preventive Services Task Force. 1989. *Guide to clinical preventive services: an assessment of the effectiveness of 169 interventions*. Baltimore, MD: Williams and Wilkins.

Wald, N. J., H. S. Cuckle, J. W. Densem, K. Nanchahal, P. Royston and T. Chad et al. 1988. "Maternal serum screening for Down's syndrome in early pregnancy." *Br. Med. J.*, 297, pp.883~887.

Wessely, S., J. Nickson and B. Cox. 1990. "Symptoms of low blood pressure: a population study." *Br. Med. J.*, 301, pp.362~365.

West, K. P., R. P. Pokhrel, J. Katz, S. C. Leclerq, S. K. Khatry and S. R. Shrestha et al. 1991. "Efficacy of vitamin A in reducing preschool child mortality in Nepal." *Lancet*, 338, pp.67~71.

Wilcox, A. J. and I. T. Russell. 1986. "Birthweight and perinatal mortality: III. Towards a new method of analysis." *Int. J. Epidemiol.*, 15, pp.188~196.

Wilson, J. M. G. and G. Jungner. 1968. *The principles and practice of screening for disease*. WHO Public Health Papers 34. Geneva: World Health Organization.

World Health Organization. 1982. *Prevention of coronary heart disease. Report of a WHO Expert Committee*. WHO Technical Report Series 678. Geneva: World Health Organization.

_____. 1989. *World Health Statistics Annual 1987*. Geneva: World Health Organization.

_____. 1990. *World Health Statistics Annual 1988*. Geneva: World Health Organization.

World Health Organization European Collaborative Group. 1986. "European collaborative trial of multifactorial prevention of coronary heart disease: final report on the 6-year results." *Lancet*, i, pp.869~872.

Wynn, A. H. A., M. A. Crawford, W. Doyle and S. A. Wynn. 1991. "Nutrition of women in anticipation of pregnancy." *Nutr. Health*, 7, pp.69~88.

# 해설

## 서론

개인들의 불건강ill health 혹은 일탈과 그들이 속한 인구집단 사이의 복잡하게 얽힌 관계에 대한 제프리 로즈의 통찰력은 가장 폭넓은 의미에서 개인과 인구집단 건강 증진 전략에 대한 우리의 접근법 전체를 변화시켰다. 예방의학 전략의 바탕을 이루는 개념, 고위험 및 인구집단 접근법은 이제 워낙 폭넓게 받아들여지기 때문에, 그것이 처음 소개되었을 때 얼마나 급진적인 것이었는지를 깨닫기 어렵다. 이런 생각들은 1980년대의 선구적 논문들에서 처음 기술되었고, 1992년에 『예방의학의 전략The Strategy of Preventive Medicine』이라는 책에서 종합되었다. 이 책은 특유의 명쾌함, 간결함, 일관성을 통해 인구집단 분포를 예방에 대한 사고思考의 중요한 초점으로 기술하고 있다. 이 책에는 로즈의 분명한 비전과 목소리가 드러난다.

그의 생각들이 처음으로 출판된 지 20년이 지나는 동안, 인간 유전체 프로젝트와 유전자 치료 같은 중대한 과학적 발전들은 맞춤화된 의료를 강조했고, 치료와 보건의료에 관한 우리의 접근법이 바뀔 것이라 장담했다. 하지만 우리는 로즈의 생각이 여전히 유효하고 타당하다고 믿는다. 인구집단 수준의 특성에 관한 그의 생각은 건강 증진을 위한 우리의 전략에 지속적으로 통찰력을 주고 있다.

## 로즈의 개념과 적용

로즈는 심혈관 질환의 대유행, 그리고 질환의 치료는 물론 예방에도 관심이 있는 임상의사로 출발했다. 그는 '왜 특정한 개인이 질병에 걸릴까?'라는 보통의 임상적 질문에서 시작했다. 인과관계를 밝힘으로써 질병 예방을 위해 무엇을 할 수 있는지 확인하려는 노력의 일부라 할 수 있었다. 오늘날에는 표준 방식이 되었지만, 당시로서는 혈압과 혈중 지방 상승처럼 심장 질환의 발생 위험을 높이는 요인들을 찾는 것이 중요한 혁신이었다.

중요한 개념적 전환은 위험과 질병이 인구집단에서 연속성을 지닌다는 깨달음과 함께 왔다. 실제로 검토해본 모든 병태생리적 요인들은 인구집단 내에서 연속적으로 분포하고 있었고, 고위험 개인들과 환자들은 분포의 극단을 나타낼 뿐이었다. 본질적으로 임상 모형의 확장인, 질병 발생 위험이 매우 높은 이들을 확인하는 선별검사에 기초한 초기 예방 전략은 인구집단 내에서 위험요인이 어떻게 분포하며, 그것들이 질병과 어떻게 관련이 있는지 이해하는 것을 필요로 했다.

이러한 개념적 전환은, 한 사회의 전체 질병 부담은 특정 위험요인에 폭로된 사람의 수(즉, 위험요인의 인구집단 분포)에 달려 있다는 중대한 통찰력으로 이어졌다. 분포의 가운데 부분, 즉 작은 위험에 폭로된 다수의 사람들은 매우 큰 위험에 폭로되어 있으면서, 분포의 극단에 위치한 소수의 사람들보다 인구집단 질병 발생 건수에 더 많이 기여한다.

따라서 심혈관 질환의 예방을 위해서는 분포의 극단에 위치한 심각한 고위험 집단을 선별하고 치료하는 것뿐 아니라, 약간 증가된 위험을 지닌 채 분포의 가운데 부분에 위치하는 대다수 사람들에게서 위험요인을 감소시키는 것 – 대규모 인구집단 전략 – 을 고려해야 한다.

로즈는 위험과 마찬가지로 인구집단 내 질병의 정의 또한 어느 정도 자의적임을 깨달았다. 가령 명백한 관상동맥 질환 증상이 있는 개인들은, 문제가 없거나 다양한 수준의 관상동맥 죽상경화를 나타내는(그러면서 종종 무증상인) 인구집단 스펙트럼의 한 극단에 있다고 볼 수 있다. 질병의 위험요인부터 질병 그 자체에 이르기까지, 단일한 인구집단 분포 모형의 확장은 인터솔트 연구 자료를 이용한 그의 분석에서 기술되고 있다. 어떤 질병에 걸린 개인들이 인구집단 분포의 극단에 위치한 것뿐이라면, 어떤 인구집단에서 질병의 유병률(즉, 임의로 정의된 임계점을 넘는 사람의 수)은 절대적 척도에서 인구집단의 분포가 차지하고 있는 위치(인구집단 평균으로 나타나는)와 직접적으로 관련이 있을 것이다. 개별 사례들의 원인(즉, 인구집단 내에서 누가 질병에 걸리고 누가 걸리지 않는지의 차이를 결정하거나, 인구집단 분포에서 이들의 위치를 결정하는 요인)은 질병 발생률의 원인(전체적인 인구집단 분포의 위치를 의미하며, 이는 특정한 절대적 임계점을 벗어나는 개인들의 숫자를 결정한다)과 반드시 같은 것은 아니다. 따라서 예방 전략이 효과적이기 위해서는, 분포의 한 극단에 있는 고위험 개인들에만 초점을 두기보다 인구집단의 분포를 다루어야 한다.

## 질병 위험의 연속성과 인구집단에 미치는 영향

수많은 인구집단 연구에서 광범위하게 입증된 바 있는 혈압 및 콜레스테롤 수준과 심혈관 질환 위험 간의 연속적 관계는 질병 발생 위험이 인구집단 내에서 연속적 분포를 가진다는 것만큼이나 널리 받아들여지고 있다. 따라서 고위험에 속한 개인들은 분포의 단지 한 극단일 뿐이며, 로즈가 언급했듯 임상적 조치를 위해 고위험에 대한 정의가 필요하기는 하지만 이는 대개 자의적이다. 질병 위험을 선별하고 치료하는 결정은 절대적 위험에 대한 수량적 평가와 더불어, 위험 - 편익 및 비용 - 편익의 균형에 대한 평가 기준을 활용하는 쪽으로 옮겨가고 있다. 연령, 성, 기타 위험요인에 따라 집단별 심혈관 질환 발생 위험의 절댓값을 추정하는 데 활용되는 수많은 심혈관 질환 위험 차트들은 이러한 위험의 연속성을 알고 있다(De Backer et al., 2003). 위험요인의 수준과 심혈관 질환 위험 간의 이러한 연속적 관련성은 C - 반응 단백질 같은 염증 지표나 당대사 지표인 당화혈색소 등 심혈관 질환의 수많은 새로운 위험요인에도 적용될 수 있음이 점차 분명해지고 있다(Khaw et al., 2004a).

### 예: 안압과 녹내장, 골밀도와 골절

⟨그림 1⟩에 제시된 것처럼, 위험요인과 질병 간의 연속적인 위험성은 이제 안압 상승과 개방각 녹내장(Leske et al., 2002), 혹은 골밀도와 이후의 골절 위험(Khaw et al., 2004a) 같은 수많은 서로 다른 상황에서도 인정되고 있다. 이러한 사실은 예방 조치에 의해 가장 큰 편익을 얻을 수 있는, 절대적 위험이 가장 큰 개인들을 확인할 수 있게 하는 몇

<그림 1> 질병위험의 연속성과 인구집단 영향

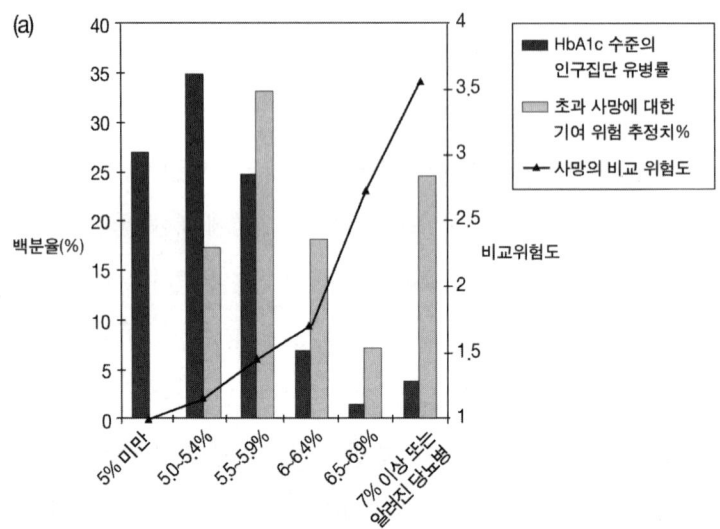

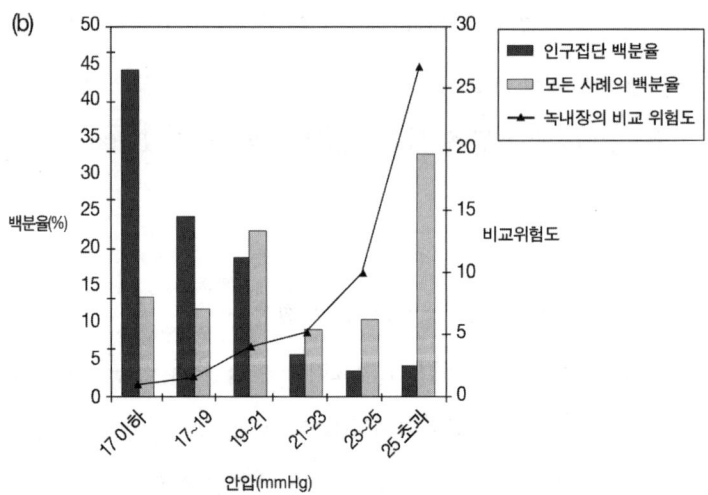

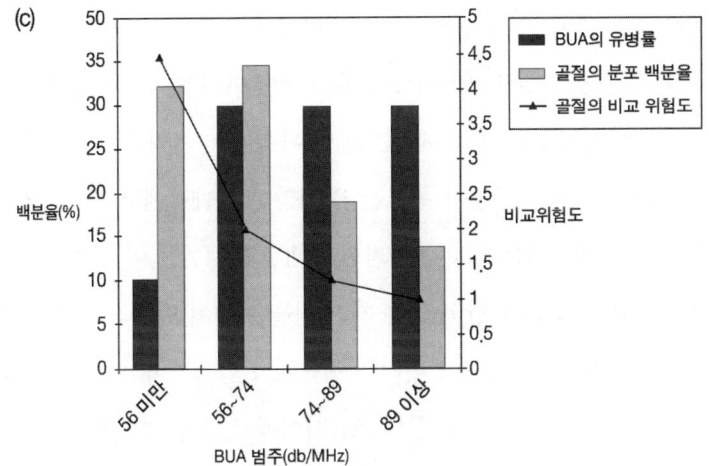

(a) 45~79세 남녀에서 당화 혈색소HbA1c의 분포, HbA1c에 따른 사망률의 비교 위험도, 각기 다른 HbA1c 수준에서의 초과 사망에 대한 기여 위험 추정치 %(Khaw et al., 2004a).
(b) 바베이도스Barbados 눈 연구에서 안압의 분포, 개방각 녹내장의 비교 위험도, 각기 다른 안압 수준에서 녹내장 환자의 분포(Leske et al., 2002).
(c) 42~82세 남녀에서 BUA 측정값의 분포, 골절 발생의 비교 위험도, BUA 측정값에 따른 인구집단 내 골절 발생의 백분율(Khaw et al., 2004b).

가지 위험요인들을 포함시킴으로써, 녹내장과 골절에 대해 비슷한 절대적 위험을 평가할 수 있는 방법의 개발을 이끌어냈다(Fechtner and Khouri, 2007; Kanis et al., 2007).

**저위험에 처한 다수의 사람들 사이에서, 고위험에 처한 소수의 사람들보다 더 많은 질병 사례가 발생할 수 있다**

로즈가 강조한 한편 더욱 발전시킨 것은 질병 발생 위험이 매우 높은 집단에 우리의 예방 노력을 집중한다 해도 이들은 인구집단에서 상대적으로 작은 부분에 지나지 않는다는 생각이다.

## 예: 안압과 녹내장, 골밀도와 골절, 심혈관 질환

역시 〈그림 1〉이 나타내듯, 인구집단에서 대다수의 환자들은 발병 위험이 매우 높은 소수에게서 발생하는 것이 아니라, 인구집단 분포의 중심부에서 발생한다. 여기에서는 발병 위험이 아주 약간 증가해 있을 뿐이지만 수많은 사람들이 폭로된다. 다양한 사례들에서 볼 수 있듯, 안압이 25mmHg 이상으로 높아지면 녹내장 발생 위험이 거의 25배나 높아지지만, 이러한 안압 수준을 가진 이들은 전체 인구의 4%에 불과하다. 전체 환자의 1/3만이 이러한 집단에서 발생하며, 나머지 2/3는 미미한 위험에 폭로된 다수의 사람들 사이에서 발생한다. 마찬가지로, 전체 골절 가운데 약 30%가 BUAbone heel ultrasound attenuation로 측정한 골밀도 수준이 하위 10%인 집단에서 발생하고, 골절의 70%는 나머지에서 발생한다.

이렇게 환자의 대다수가 심한 고위험군에서 발생하는 것은 아니기 때문에, 심각한 고위험에 처한 개인들을 선별하고 치료하는 데 중점을 두는 예방 노력이 인구집단 전체에 미치는 영향은 제한적일 가능성이 높다. 로즈는 고위험군 전략에 대한 보완책으로서, 위험요인의 전체적인 인구집단 분포를 이동시키자고 제안했다. 〈표 1〉과 〈표 2〉가 보여 주듯, 심혈관 질환 위험요인(Emberson et al., 2004) 또는 골절 위험(Khaw et al., 2004b)의 인구집단 분포 전체에서 비교적 작은 경감으로도 고위험 집단을 표적으로 하는 접근법에 상응하거나 더 큰 영향을 미칠 수 있다.

이러한 이론적 추정치들은 상이한 국가들에서 심혈관 질환 발생률의 변화를 검토한 분석을 통해 대부분 확인되었다. 1980년에서 2000년

⟨표 1⟩ 심혈관 질환의 1차 예방 접근 전략의 비교

| '고위험' 접근법 | 관리 방법 | RRR(%) | 프래밍험 10년 관상동맥 질환 발생 위험 | | |
|---|---|---|---|---|---|
| | | | 40% 이상 | 20% 이상 | 15% 이상 |
| 전반적인 절대 위험에 근거한 치료 결정 | 스타틴 | 30 | 5% | 15% | 21% |
| | 베타 차단제/이뇨제 | 22 | 4% | 11% | 16% |
| | 아스피린, 스타틴, ACE 차단제, 베타 차단제/이뇨제 | 68 | 11% | 34% | 59% |

| 인구집단 '평균 이동' 접근법 | 위험요인 분포의 '이동' 크기 | | |
|---|---|---|---|
| | 5% | 10% | 15% |
| 인구집단 콜레스테롤 감소 | 12% | 22% | 32% |
| 수축기 혈압 감소 | 16% | 29% | 40% |
| 평균 콜레스테롤과 수축기 혈압 감소 | 26% | 45% | 59% |

주: 비교 위험도 감소 relative risk reduction(RRR): 중재를 사용했을 때 기대되는 심혈관 질환의 감소 백분율.
자료: Emberson et al.(2004)의 브리티시 지역 심장 연구(British Regional Heart Study).

동안 미국에서는 연령 보정 심혈관 질환 사망률이 절반으로 감소했다. 이러한 현상을 검토한 보고서는 그러한 사망률 감소분의 약 절반이 전체 인구집단에서 주요 위험요인들이 감소한 데서 기인한 것이고, 나머지 절반은 근거 기반의 의학적 처치 덕분인 것으로 추정했다. 네덜란드와 핀란드 같은 다른 국가들에서 이루어진 유사한 분석에서도 위험요인 분포의 변화가 미치는 영향이 그에 상응하거나 더 큰 것으로 나타났다(Ford et al., 2007).

이러한 사실은 위험요인의 인구집단 분포에 영향을 줄 수 있는 환경

〈표 2〉 BUA의 골절 효과에 대한 고위험 접근과 '평균 이동' 접근법의 인구집단 영향 추정

| | |
|---|---|
| BUA 분포 최저 10%인 사람들을 치료하여 골절 위험을 반으로 감소시켰을 때 인구집단 골절 감소의 추정 값 | 16% |
| BUA 평균이 0.25 표준편차만큼 증가했을 때 인구집단 골절 감소의 추정 값 | 14% |
| BUA 평균이 0.5 표준편차만큼 증가했을 때 인구집단 골절 감소의 추정 값 | 23% |

주: BUA: bone heel ultrasound attenuation.
자료: Khaw et al. (2004).

적 요인, 식이나 신체활동 같은 생활 습관 요인을 확인하려는 동력을 이끌어냈다.

### 인구집단의 평균은 질환의 유병률을 예측한다

위험요인의 인구집단 분포를 이동시킴으로써 질병을 예방하려는 인구집단 접근법이 폭넓게 다루어지기는 했지만(특히 심혈관 질환과 관련해), 이 개념이 지닌 근본적인 의미에 대해 더 넓은 영역에서 광범위한 논쟁이 이루어져야 한다.

인터솔트 연구에서 로즈는 전 세계의 상이한 52개 인구집단들을 대상으로 절대 기준점을 적용해 고혈압과 비만의 유병률이 각 인구집단의 평균이나 중앙값과 매우 강력한 양의 상관성을 지녔음을 보여주었다. 또한 알코올 섭취 같은 분명한 행태요인에도 이것이 적용된다는 것을 확인했다.

그의 해석에 따르면 "사회의 건강 수준을 본질적으로 결정하는 요인은 그것의 집합적 특징에서 확인할 수 있다. 일탈한 소수의 문제는 그들이 속한 전체 사회의 맥락에서만 이해할 수 있고, 효과적인 예방법은 인구집단 전체를 포괄하는 변화를 요구한다."

로즈는 추가적으로 정신보건에서도 이러한 예를 보고했다. 정신 질환의 유병률과 인구집단의 정신건강 점수 평균 사이에 상관성이 있다는 것이다(Anderson · Huppert · Rose, 1993). 다른 예들도 이어졌다. 배첼러와 시엄(Batchelor and Sheiham, 2002)은 미국과 영국의 상이한 지역사회들에서 충치 유병률이 치아 건강 점수의 인구집단 평균과 양의 상관성이 있다는 것을 확인했다. 이를테면 DMFT점수decayed, missing, and filled teeth score(충치 수 + 상실된 치아 수 + 홈 메우기 치료를 받은 치아 수)가 0.5점 증가할 때마다 충치 유병률은 약 20%씩 높아졌다. 그들은 양국에서 나타나는 충치 유병률의 감소 추세가 전체 인구집단에 걸쳐 일어나고 있으며 일부 소수 집단에만 국한된 것이 아니라고 결론 내렸다.

사회의 건강 수준을 고려하는 것은 로즈의 생각이 질병을 넘어서 행태요인이나 사회의 건강과 관련된 다른 결과들로 확장되었음을 나타낸다. 앞서의 원칙이 그대로 적용된다면, 사회적 규범을 이동시키는 요인들이 극단적 행태의 유병률과 관련이 있을 것이라고 예측할 수 있다. 예를 들어 로즈가 했던 것처럼 평균 알코올 섭취량과 알코올 의존증의 유병률, 도박 취미와 도박 중독, 우울증과 자살률, 공격성과 폭력범죄의 관련성을 가정할 수 있다. 현재 광범위한 영역에서 이러한 가정을 지지하는 경험적 근거들이 늘어나고 있다. 하지만 정책적 함의라는 측면에서 볼 때, 이러한 논의는 더욱 어렵다.

### 예: 도박

그런과 매키그(Grun and McKeigue, 2000)는 도박에 소요되는 가계지출의 평균값이나 중앙값과 도박 중독의 유병률 사이에 시간적 · 공간

〈표 3〉 영국의 지역별 과도한 도박을 하는 가구 비율과 평균 도박 지출액 사이의 관계

|  | 연도 | 도박 지출 1파운드 증가당 도박 중독 가구의 백분율 증가(95% 신뢰 구간) |
|---|---|---|
| 주당 20파운드 이상을 도박에 지출하는 비율 | 1993~1994년 | 0.8(0.5~1.0) |
|  | 1995~1996년 | 1.6(1.1~2.1) |
| 소득의 10% 이상을 도박에 지출하는 비율 | 1993~1994년 | 0.5(0.1~0.8) |
|  | 1995~1996년 | 1.2(0.7~1.7) |

주: 1993~1994년(국가 복권 사업 도입 이전)과 1995~1996년(국가 복권 사업 도입 이후)을 비교함.

적 연관성이 있다는 것을 보여주었다.

가계 도박 지출의 분포는 1994년 국가 복권 사업 도입 전후의 '가구 지출 조사Family Expenditure Survey' 자료를 이용해 파악했다. 단면연구 결과, 각 지역의 가계 도박 지출 평균이나 중앙값을 통해 해당 지역의 과도한 도박률을 예측할 수 있는 것으로 나타났다. 1995~1996년에는 가계 도박 지출 평균값이 1파운드 증가할 때마다 소득의 10% 이상을 도박에 지출하는 가구가 약 1%씩 늘어났다(〈표 3〉). 국가 복권 사업의 도입에 따라 평균 도박 지출이 두 배로 증가하자, 과도한 도박 지출을 하는 가구의 분율은 네 배 증가했다. 주당 소득이 200파운드 이하인 가구 중 소득의 10% 이상을 도박에 지출하는 분율은 다섯 배 이상 늘어났다(Grun and McKeigue, 2000).

도박 지출의 평균과 과도한 도박 사이의 상관성이 시간적·공간적으로 확인됨에 따라, 연구자들은 단일 분포 이론이 도박 행태에도 적용된다고 결론 내렸다. 전체 분포가 꼬리 쪽으로 이동하는 상황인 경우, 분포의 꼬리에 해당하는 일탈을 통제하려는 방법은 제한적인 성공만을 거두게 될 것이다. 평균적인 도박 수준을 높이는 어떠한 조치도 과도한

도박과 도박 중독의 유병률을 높이게 될 것이다.

2001~2005년 영국에서 도박에 지출된 총액은 네 배 증가했다. 2005년의 「도박 법Gaming Act」, 카지노와 온라인 내기 도박의 도입 같은 도박관리의 자유화는 인구집단의 규범을 더욱 꼬리 쪽으로 이동시키고, 그 결과 도박 관련 문제의 유병률을 상당히 증가시킬 것으로 예상된다.

### 예: 학업성취도

도박과 과도한 음주는 질병 모형과 유사하게, 사회적 일탈과 극단적 행태의 사례로 여길 수 있다. 하지만 단일 분포 모형은 학업성취도처럼 분포의 정반대 극단에 위치한 긍정적 속성에도 적용될 수 있다.

46개 국가의 14세 학생들을 조사한 2003년 '국제 수학/과학 성적 추이 연구the Trend in International Mathematics and Science Study: TIMSS'에 따르면(Mullis et al., 2004), 각 국가의 평균 점수는 고득점 학생들의 분율과 양의 상관성이 있었고, 저득점 학생들의 분율과는 음의 상관성이 있었다. 평균 점수가 표준편차의 1/4 정도로 조금만 높아져도 고득점 학생들의 분율이 5% 늘어났고, 저득점 학생들의 분율은 6% 줄어들었다(〈표 4〉). 국가들 사이에 존재하는 상당한 문화적 차이, 교육체계의 차이에도 불구하고 각 국가의 학업성취도 분포는 절대 척도에서 하나의 덩어리를 이루며 위아래로 이동하는 것처럼 보였다. 과거 10년 동안 각국의 점수와 분포가 모두 변했기 때문에, 이러한 차이를 유전적 요인 때문이라고 보기는 어렵다. 상위권에서는 만족할 만한 성취를 이루었지만 바닥 쪽에서 '긴 꼬리'를 가지고 있거나, 혹은 그 반대 현상을 나타내는 국가들은 없었다.

〈표 4〉 46개국 14세 학생들을 대상으로 한 2003년 제3차 '국제 수학/과학 성취도 조사'에서 고득점 및 저득점 학생들의 분율과 평균 점수의 연관성

|  | 유병률 범위 | 평균 점수 20점의 상승을 위해 필요한 유병률 변화의 기울기 추정 값(95% 신뢰 구간) |
|---|---|---|
| 수학[1] | | |
| 고득점자들 (점수 > 550) | 0~77% | + 4.8% |
| 저득점자들 (점수 < 400) | 1~91% | − 6.3% |
| 과학[2] | | |
| 고득점자들 (점수 > 550) | 0~66% | + 4.9% |
| 저득점자들 (점수 < 400) | 1~87% | − 6.0% |

주: 1) 수학의 경우 평균 점수 467, 표준편차 76, 평균 점수의 범위 264~603.
　　2) 과학의 경우 평균 점수 471, 표준편차 74, 평균 점수의 범위 244~578.

〈그림 2〉는 46개국 수학성적의 분포를 나타내며, 〈그림 3〉은 집단의 평균 점수와 고득점 또는 저득점 분율 사이의 강한 상관성을 보여주고 있다.

실패한 집단을 구분하기 위해 분포의 꼬리 부분에 집중하든, 혹은 최상층 집단에 초점을 두든, 교육 정책의 상당 부분은 분포의 극단에 맞춰져 있다. 그러나 로즈의 인구집단 분포 모형은 극단에 대한 구제책이 필요하기는 하지만 결국 유일한 방안은 표준을 향상시키는 것임을 제기한다. 실제로 여러 국가에서 각기 다른 방향으로 나타나는 학업성취도의 변화 추이를 살펴보면, 저득점 학생들의 감소나 고득점 학생들의 증가에서 가장 두드러진 국가들은 평균 또는 중앙값이 가장 많이 변한 국가들이었다.

단일 분포 모형을 운동 능력에도 적용할 수 있을까? 최고 수준의 스포츠 챔피언을 배출할 가능성은 단순히 능력이 입증된 성취자들에게

〈그림 2〉 2003년 제3차 '국제 수학/과학 성취도 조사'에서 46개국의 수학점수 백분위수 5, 50, 95의 분포

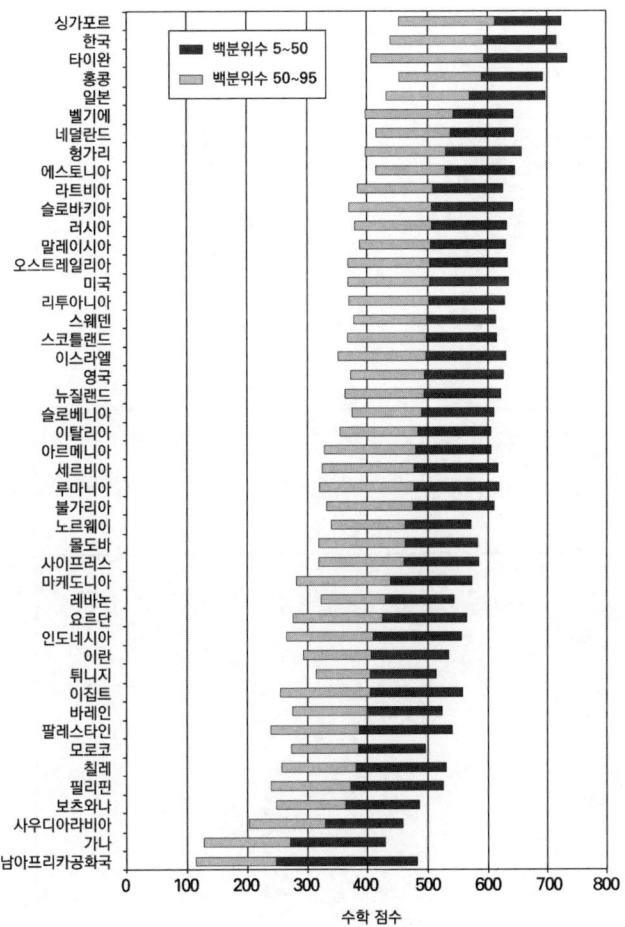

자료: Mullis et al.(2004).

노력을 집중하는 정책들보다, 많은 사람들이 그 종목에 참여하게 촉진함으로써 인구집단의 평균을 높이는 데 달려 있다고 추측할 수 있다.

더 나아가 예술, 과학, 상업 등 어떤 분야에서든 높은 성과를 보이는

〈그림 3〉 집단의 평균 점수와 고득점자 또는 저득점자 분율의 상관성

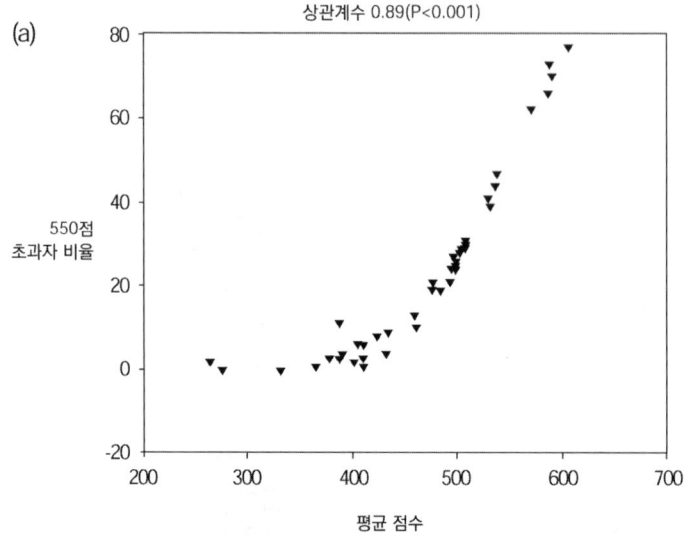

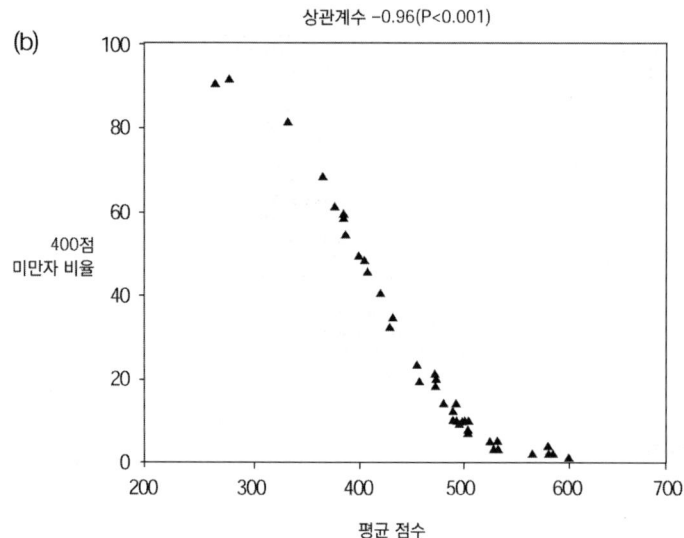

(a) 46개국 14세 학생들에서 수학 고득점자(550점 초과)의 분율과 평균 점수의 상관관계(Mullis et al., 2004). 상관계수 0.89(p<0.001).

(b) 46개국 14세 학생들에서 수학 고득점자(550점 초과)의 분율과 평균 점수의 상관관계(Mullis et al., 2004). 상관계수 -0.96(p<0.001).

사람의 분율은 해당 분야에서 전체 집단의 평균과 관계있을 것이다. 따라서 최고 극단에 위치한 소수의 엘리트에게만 자원을 집중함으로써 국가의 학술연구 또는 예술적 노력의 질을 높이려는 노력은 고위험 전략과 마찬가지로 일부 단기적인 성과를 가져올 수는 있어도, 결국 더 광범위한 인구집단 표준의 개선 없이는 지속적인 효과를 거두기 어렵다.

### 인구집단 발생률의 원인과 개별 사례의 원인은 같지 않다

이환 사례의 유병률과 인구집단 평균 사이의 강한 관련성은 인구집단 발생률의 원인과 개별 사례의 원인이 같지 않다는 관찰로 이어졌다. 이러한 구분은 유전자의 역할과 개인의 질병 감수성을 고려할 때 매우 중요하다.

### 유전자와 유전체 혁명

인간 유전체 프로젝트 덕분에 질병과 관련된 유전자를 확인하는 우리의 능력은 크게 개선되었다. 이로 말미암아 미래에는 질병 위험이 있는 개인들을 일람하고, 개인들은 모두 그들의 유전적 특성에 적합한 맞춤화된 중재를 받을 수 있을 것이라는 기대가 생겨났다. 개인 맞춤 의료 시대에도 로즈의 견해는 여전히 유효할까?

로즈의 견해는 인간 유전체 프로젝트 이전에 나온 것이지만, 그는 유전적 결정요인의 이해에서 이루어진 진보와 유전적 감수성이 점차 중요해진다는 점을 알고 있었다. 이들은 인구집단 전략에 쉽게 포함되며 배타적이지 않다. 유전적 프로파일링(즉, 개인들 사이의 차이에 대한 설명)의 초점이 되는 질문들은 인구집단 전략이 다루는 질문, 즉 인구집단 간 차이에 대한 설명과 다르다. 실제로 인구집단 수준의 질문에 초점을 두는 것은 우리로 하여금 유전자 기술 진보의 가장 흥미로운 측면들을 받아들일 수 있게 만든다. 이에 대한 이해가 깊어지면 유전자 발현에서 왜 그러한 변이가 나타나며, 그 영향은 무엇인지를 질문하게 된다. 특정 유전자들의 이형variant은 질병 위험의 증가와 관계있다. 최근에는 인구의 16%에서 발견되는 흔한 FTO 유전자 이형이 체질량지수 BMI와 관계있고, 소아와 성인에서 비만 발생 위험을 1.7배 높인다는 보고가 있었다(Frayling et al., 2007). 하지만 분명한 것은 바로 이것이다. 유전적 프로파일이 어떤 개인들을 다른 이들보다 특정 질병에 좀 더 취약하게 만들 수 있지만(즉, 왜 개인들이 스펙트럼의 다른 극단에 위치해 있는가?), 주요 추세 연구들과 이민자 연구들이 제기하는 또 다른 질문은 똑같은 유전적 프로파일을 갖는 인구집단들이 다른 환경에서 왜 그토록 다른 질병 발생률을 갖느냐는 것이다. 대부분의 국가에서 나타나는 뚜렷한 비만 증가 추세(Mokdad et al., 1999)는 유전적 프로파일의 변화 때문이 아니라 행태의 변화에서 비롯된 것이다.

특정 질병에 대한 유전적 감수성이 있는 개인이라도 유전자 발현에 영향을 미치는 어떠한 요인에도 폭로되지 않는 환경에서는 질병이 발생하지 않을 수 있다. 따라서 우리의 과제는 로즈가 지적한 것처럼 분포를 이동시키기 위해 인구집단에서 전반적 폭로에 영향을 미치는 요인이 무엇인지, 따라서 질병 발생 위험의 임계점을 넘는 유전적 감수성자의 숫자가 얼마나 되는지 확인하는 것이다. 질병의 유전적 감수성을 확인하기 위해서는 환경과 유전자의 상호작용 평가라는 훨씬 큰 과제를 해결해야 한다.

개인과 인구집단 질병 위험 사이의 차이를 분명히 함으로써, 종 모양을 지닌 지능의 분포를 둘러싼 논쟁에서의 혼란을 명료하게 만들 수 있다. 지능이 유전적인 영향을 받는다는 주장(이에 동의하지 않을 사람은 거의 없다)은 사회계급이나 인종에 따라 계층화된 각기 다른 집단들 사이에서 나타나는 지능 검사 점수 분포의 차이 또한 유전적 차이에서 비롯한다는 주장으로 오도되었다. 그러나 인구집단 분포의 위치를 결정하는 요인은 인구집단 내에서 개인들 사이의 차이를 결정하는 요인과 다를 수 있고, 대개는 다르다. 지능 검사 점수, 비만, 콜레스테롤, 혈압 같은 변수들의 인구집단 분포는 각기 다른 상황에서 커다란 변이를 보이며, 지배적인 환경과 문화적 규범을 반영한다.

각기 다른 인구집단들을 비교하거나 심지어 동일한 인구집단을 시점에 따라 비교해보면, 인구집단 분포가 절대 규모에서 위아래로 이동함을 알 수 있다. 이는 질병 발생 위험의 특정 임계점을 넘는 개인들의 백분율이 인구집단 분포의 위치에 따라 달라진다는 것을 의미한다. 따라서 같은 인구집단에서 왜 특정한 개인에게 질병이 발생하고 다른 이들은 그렇지 않은지(즉, 분포에서 개인의 위치가 어디인지)를 결정하는 주요 요인들이 전체 인구집단 분포의 위치를 결정한다. 이는 특정 인구집단에서 왜 그토록 많은 사람들이 임계점을 넘어 질병에 걸리는지를 결정하는 주요 요인들과 반드시 같지는 않다. 어떤 병인들이 중요할지는, 인구집단 내 그리고 인구집단 사이에서 이러한 요인들의 동질성이나 이질성에 달려 있다고 할 수 있다.

이는 인구집단과 사회적 특성에 관한 질문으로 다시 돌아가게 만든다.

## 사회의 특성

다음 세 가지 진술에 대해 생각해보자.

1. 평균 콜레스테롤 수준이 높은 인구집단에서는 콜레스테롤 수준이 높은 사람이 상당히 많고 관상동맥 질환 발생률도 높은 경향이 있다.
2. 폐쇄된 공동체에서 충분한 수의 사람들이 홍역에 대한 면역력을 지니고 있다면, 군중 면역이 형성되어 면역력이 없는 개인이 홍역에 걸릴 확률도 낮아질 것이다.
3. 사회적 자본 수준이 높은 인구집단은 그렇지 않은 집단에 비해 질병 발생률이 낮다.

이들 각각은 우리가 인구집단에서 질병 빈도의 원인을 탐색할 때 개인 수준을 넘어설 것을 요구한다. 이들은 다소 다른 방식으로 작동하지만, 문제의 원인이 인구집단 수준에서 작동한다는 인식만큼은 공통적이다.

첫 번째 사례에서 우리는 높은 콜레스테롤 수치가 관상동맥 질환의 원인이라는 것을 인정한다. 하지만 로즈의 핵심적인 통찰력 중 하나는 인구집단 평균이 일탈의 빈도를 예측한다는 것이다. 이 경우 인구집단의 평균 콜레스테롤 수준은 고콜레스테롤 혈중 유병률의 타당한 예측인자가 된다. 예방역설의 바탕을 이루는 두 번째 통찰력은 혈중 콜레스테롤 같은 폭로에 기인한 질병의 상당 규모가 위험요인들이 약간만 증가하고 질병 비교 위험도 약간만 높은 인구집단의 다수 사람들에게서 비롯된다는 것이다. 이들은 위험요인의 폭로 수준이 높고 비교 위험도가 크게 증가한 소수의 사람들과는 구분된다. 이러한 두 가지 통찰력은 위험요인 분포의 원인, 즉 원인들의 원인에 주목할 것을 강조한다. 이는 개념적으로 문제될 것이 없다. 만약 식이에 포함된 지방 성분의 특성이 인구집단의 콜레스테롤 분포에 중요한 영향을 미친다면, 고위험 개인들에게만 집중하는 것만으로는 불충분하다. 우리는 인구집단 식이 유형의 원인을 파헤칠 필요가 있다. 관습, 식품 공급에 영향을 미치는 시장의 작용, 그리고 이에 따른 가격, 판촉 활동, 편의성 같은 특성들이 모두 개인들의 콜레스테롤 수준에 영향을 미치고, 따라서 콜레스테롤의 인구집단 분포에 영향을 미칠 것이다.

이는 개념적으로 어렵지 않다. 하지만 여기에는 우리가 나중에 다룰 정책적 함의를 둘러싼 몇 가지 이슈가 존재한다. 우리가 로즈의 단일 인구집단 이론을 흡연과 음주 같은 건강 행태뿐 아니라, 건강과 직접적 관련이 없는 도박 같은 특성에도 적용했던 것을 기억할 때, 이로부터 제기되는 몇몇 문제를 예상할 수 있다.

두 번째 사례는 개인들의 특성에서 유래하기는 했지만 그 자체로 고유한 인구집단 수준의 특성이 존재한다는 것을 의미한다. 콜레스테롤 사례에서 인구집단의 평균 콜레스테롤 수치는 개인들의 콜레스테롤 수준의 산술적 평균에 지나지 않았다. 개인의 질병 위험은 자신의 콜레스테롤 수준에 의해 결정되며, 인구집단의 질병 위험은 개인 위험들의 평균이 된다. 상황을 개선할 수 있는 방법에 대해서 생각할 때, 혹은 불행하게도 왜 상황이 나빠지고 있는지 알고자 할 때 우리에게는 사회적 관점이 필요하다.

하지만 군중 면역의 사례에서는 그렇지 않다. 개인의 질병 위험에 대한 개인 면역 상태의 효과는 그를 둘러싸고 있는 사람들의 면역 상태에 의해 결정된다. 만일 폐쇄된 공동체 안에서 충분한 수의 사람들이 면역을 갖고 있다면, 감수성자의 숫자가 너무 적어져 병원체 전파가 지속될 수 없다. 따라서 면역이 없는 개인은 공동체 수준의 특성, 즉 군중 면역 수준 때문에 낮은 위험에 처하게 된다. 이는 콜레스테롤 사례와 거의 정반대라 할 수 있다. 개인의 질병 위험을 결정하는 것은 그 개인의 '위험요인' 상태가 아니다. 또한 면역된 개인들의 숫자가 비선형적으로 인구집단의 위험 수준에 기여하기는 하지만, 인구집단 위험 수준은 단순히 개인적 위험의 총합이 아니다. 다시 말해 개인의 위험에서 유래된, 그러나 사회의 새로운 속성이라 간주될 수 있는 사회 수준의 특성, 즉 군중 면역이 존재한다.

이는 사회과학 분야에서는 익숙한 개념이다. 토머스 셸링Thomas Schelling은 일상의 경제학에 게임이론을 적용한 공헌으로 노벨 경제학상을 받았다. 셸링의 관점에서 보자면 게임이론은 개인의 행동이 다른 사람들의 행동에 의해 영향을 받는다는 것을 의미할 뿐이다(Schelling, 1978). 셸링의 이론을 적용한 사례 중 하나가 미국에서 동네의 인종 구성이다. 그는 팽배한 인종적 편견 때문에 인종적 분리 현상이 일어나는 것이 아닐 수도 있음을 보여주었다. 만일 각 개인들이 자신과 비슷한 사람들과 함께 사는 것을 선호하는 경향이 약간 있고, 따라서 주위에 그런 이웃이 없는 경우에 이사를 가려는 성향이 조금이라도 있다면, 시간이 지나면서 동네들이 인종적으로 완전히 분리되는 상황이 도래할 수 있다. 간단히 설명하면 다음과 같다. '다른' 집단에 속한 소수의 사람들이 이사를 오면, 동질성을 선호하는 성향이 평균보다 강한 소수의 사람들은 이사를 간다. 더 많은 사람이 동네에 들어오면, 결과적으로 좀 더 많은 원래 주민이 동네를 떠난다. 주목할 것은 이들의 동질성 선호 성향은 처음에 동네를 떠난 주민들보다는 약할 것이라는 점이다. 이러한 과정은 동네의 인종 구성이 '기울어질' 때까지 지속될 것이다. 새로 이주해온 집단은 남아 있던 원래 주민들만큼 빠르게 동질화되어간다. 이제 자신과 비슷한 사람들이 이웃에 사는 것을 선호하는 성향이 미약했던 이들마저 동네를 떠난다.

미국적 맥락에서 인종 문제는 사회경제적 이슈와 밀접한 관계가 있다. 이제 사회경제적 자원이 뚜렷하게 하락하고 있는 지역 사례에 대해 생각해보자. 만일 어떤 지역의 세입이 줄어든다면 학교에 대한 재정 지원이 불충분해지고 다른 편의시설과 서비스도 부족해질 것이다. 이러한 지역사회 특성은 다음 세 번째 사례에서 논의되겠지만, 건강에 중대한 영향을 미친다. 기억해야 할 것은 이런 사회 수준의 특성이 동질성을 향한 개인적 선호(그것도 미미한 수준의)의 직접적 결과라는 것이다. 어떤 의미에서 이후 건강에 영향을 미치게 되는 동네의 특성을 야기한 것은 이러한 개인적 선호였다. 하지만 그러한 건강 효과는 질병 위험이 개인적 폭로의 함수로 결정되는(이 경우, 동질성에 대한 미미한 선호) 통상적인 역학적 회귀 모형에 적합하지 않을 것이다. 우리는 진정한 사회 수준의 변수를 가졌다고 할 수 있다.

이는 세 번째 사례와 관련된다. 히포크라테스는 건강에 영향을 미치는 지역 특성으로 '공기, 물, 지역'에 관심을 기울였다. 공기나 상수의 질을 사회 수준의 특성으로 여기는 것은 어렵지 않다. 학교들의 질, 범죄율, 실업률도 마찬가지라 할 수 있다. 사회적 맥락의 일부인 이러한 사회 수준의 특성들이 건강에 영향을 미치는 것(Schwartz and Diez-Roux, 2001)은 단순히 어떤 개인이 실업자 혹은 범죄의 희생양이 됨으로써 개인의 건강 상태가 나빠지는 것과 다르다는 증거들이 있다.

사회적 자본이라는 개념의 타당도와 측정에 대해 무수한 논쟁이 있다. 우리는 여기에서 그 논쟁을 해결하자고 제안하지는 않을 것이다. 오히려 사회적 특성이 그 사회에 속한 개인들의 특성을 넘어서 개인의 건강에 영향을 미친다는 명백한 근거에 관심을 기울일 필요가 있다. 이는 지역적 변이의 평가를 통해 조작적으로 정의되었고, 개인 수준의 특성과 사회 수준에서 작동하는 요인들 사이에 상호작용이 있다는 증거로 뒷받침된다(Stafford and Marmot, 2003).

## 정책과 연구

이 책의 마지막 문장은 다음과 같다.

질병의 일차적 결정요인은 주로 경제적이고 사회적이며, 따라서 그에 대한 대책 또한 경제적이고 사회적인 것이어야 한다. 의학과 정치는 분리될 수 없으며, 분리되어서도 안 된다.

우리가 볼 때, 이 책은 이러한 결론에 이를 수 있는 지적 토대를 마련했다. 그러나 이 결론은 거의 인정되지 않고 잘 실천되지도 않고 있다. 이러한 경시에는 그럴 만한 이유가 있다. 첫째, 인구집단의 건강에 가장 관심을 갖는 이들은 보건 분야에 있다. 보건 분야의 일차적 관심사는 질병이 있는 개인들을 치료하는 것이다. 실제로 정부의 '보건' 지출

내역을 살펴보면, 의학적 치료에 압도적인 규모가 쓰이고 있다. 모든 정부, 그리고 대다수의 보건 전문가들은 당연히 아픈 이들을 치료하고 고통을 경감시키는 데 관심을 갖는다. 공중보건 분야의 많은 사람들은 질병 예방과 건강 증진이, 구체적 예방법이 인정되는 경우에조차 미미한 관심을 끄는 것에 대해 불평해왔다. 예를 들어 콜레스테롤 관리의 주도권은 심장내과 전문의들이 갖고 있다. 콜레스테롤 수준이 높은 사람들은 (다행히 효과적인) 콜레스테롤 강하 약제로 치료를 받아야 하는 개별 환자들이 되었다. 이는 로즈가 고위험 접근이라고 이름 붙였던 것에 가깝다.

인구집단 접근 전략은 사회적 수준에서 조치가 이루어져야 한다는 깨달음을 가져왔다. 더 나아가 우리가 언급했던 근거들은 그러한 중재가 보건 영역 너머에 있어야 한다는 결론으로 이어진다. 건강에 영향을 미치는 중요한 요인들은 사람들이 생활하고 일하며 성장하고 나이 들어가는 환경으로부터 생겨난다. 세계보건기구가 '건강의 사회적 결정요인 위원회Commission on Social Determinants of Health'(Marmot, 2005)를 구성한 것도 바로 이러한 인식이 있었기 때문이다. 보고서를 쓰면서, 이 위원회는 권고와 관련해 건강의 사회적 결정요인에 대한 조치가 필요하다는 결론에 이르렀다.

우리가 제기하고자 하는 두 가지 이슈와 한 가지 일반 원칙이 있다.

### 선별적 혹은 보편적 중재

사회적 중재는 도움이 가장 필요한 집단에 선별적으로 이루어져야 할까, 아니면 전적으로 보편적인 접근을 해야 할까? 이 질문은 고위험군 예방 전략과 인구집단 예방 전략에 대한 로즈의 논의와 일맥상통한

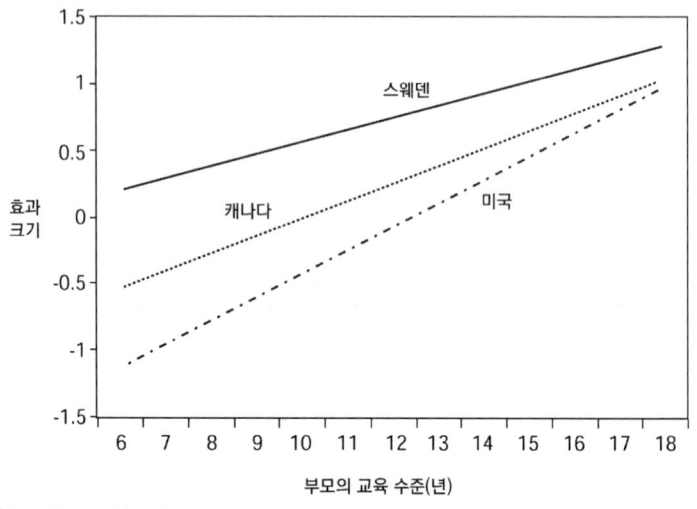

〈그림 4〉 미국, 캐나다, 스웨덴에서 부모의 교육 수준에 따른 16~25세 청년의 문자해독 점수

자료: Willms et al. (1999).

다. 선별적 중재 방안은 강력해 보인다. 만일 가난한 이들이 교육체계 안에서 비참한 경험을 하고 있다면, 분명히 우리는 빈곤 가정의 어린이들을 보살필 수 있는 학교를 시도하고 발전시켜야 한다. 만일 가난한 이들의 문제가 그들이 불충분한 경제적 자원을 가졌기 때문이라면, 조세와 사회보장 제도는 그들의 몫을 키우는 것을 목표로 해야 한다. 만일 열악한 주택들이 들어차고 편의시설이 낙후되었으며 범죄가 만연한 동네 환경이 건강을 해친다면, 이 곤궁한 환경을 개선하는 데 노력을 집중해야 하지 않겠는가?

선별적 중재 전략은 강력해 보이지만 중요한 주의사항이 있다. 〈그림 4〉는 부모의 교육 수준에 따른 자녀의 문자해독 능력을 보여준다. 이 그림에는 우리가 배워야 할 두 가지 놀라운 교훈이 있다. 첫째, 부모의 교육 수준과 청년이 된 자녀들의 문자해독 능력 사이에는 (역치가 아니라) 사회적 기울기가 존재한다. 즉, 부모의 교육 수준이 높을수록 자녀의 수행 능력은 좋아진다. 만일 우리가 도움이 필요한 집단을 선별해야 한다면, 어디를 기준점으로 잡아야 할까? 스웨덴과 비교할 때, 미국 취약 집단의 성취도는 훨씬 낮다. 부모의 교육 수준이 같을 때, 미국의 자녀들은 스웨덴의 자녀들보다 문자해독 능력이 떨어지는 것으로 나타난다. 따라서 분명한 기준점은 없다고 할 수 있다. 이것은 미국에서 전체적으로 수행 능력이 개선되어야 함을 의미한다. 이는 두 번째 교훈으로 이어진다. 부모의 교육 수준이 자녀들의 문자해독 능력에 중요한 만큼이나 그 부모들의 사회적 위치가 어디인지도 중요하다. 미국의 경우에는 부모의 교육 수준이 마치 운명처럼 보이지만, 스웨덴은 그 정도는 아니다. 이는 세대 간 계층 이동이 미국보다는 스칸디나비아에서 훨씬 빈번하다는 다른 자료들과 일치한다.

전체 사회에 걸쳐 작동하는 사회적 기울기를 고려하든, 또는 스웨덴 수준의 계층 이동이 어떻게 미국으로 전파될 수 있을지 파악하고자 노력하든, 이는 선별적 접근 전략으로는 문제를 풀 수 없음을 시사한다. 중재의 적절한 수준은 당연히 사회 전체이어야 한다. 이제 과학은 빠르게 정치와 마주치게 된다. 이는 민감한 문제를 제기하며, 해설의 마지막 부분에서 이를 다시 살펴보겠다.

근거

선별적이든 보편적이든, 개선책이 경제적이고 사회적인 것이라면 이는 두 번째 이슈로 이어진다. 즉, 무엇을 제안된 정책을 뒷받침할 수 있는 근거로 간주할 수 있을까? 의학계에서 근거 중심 의학의 부상에 기뻐하지 않을 사람은 별로 없을 것이다. 어떤 치료법이 효과가 있는지에 초점을 두고 그렇지 않은 방법들을 제거하는 단순한 평가 방법을 활용하는 것은 의학이 초석을 다지는 과정에서 주요한 진전이었다. 예방의학이 개별 환자에 대한 조치에 의존하는 한, 비슷한 평가 방법들은 적절할 것이다. 콜레스테롤을 낮추기 위해 개개인에게 스타틴 계열의 약물을 처방해야 할까? 편익이 위험을 능가한다는 증거가 있을 때만 그렇다. 이런 근거를 얻기 위한 최선의 방법은 무작위 대조군 임상시험이다.

덧붙이자면 위약 대조군 시험은 가장 적절한 방법이다. 환자의 신념이 그들의 행태와 생리적 기능에 미치는 영향이 매우 강력하기 때문에, 대부분의 연구자들은 적절한 연구 설계를 통해 위약 효과를 통제해야 한다고 믿는다. 마음과 몸이 연결되어 있다는 개념에 스스로 회의적이라는 연구자들조차 위약 효과의 강력함은 인정한다.

약물 치료에 적용되는 근거와 동일한 기준이 식이 변화에도 적용될 수 있을까? 원칙적으로는 그렇다. 하지만 실제로는 어려움이 따른다. 개인들에 대한 식이 중재 효과를 평가하는 무작위 할당 대조군 임상시험들은 다양한 성공 정도를 보여왔다. 대개의 경우, 질병 발생을 연구의 종말점으로 한다면 많은 수의 대상자가 필요하다는 어려움이 발생하며, 중재군과 대조군 모두의 행태를 '통제'하기도 어렵다. 대상자들에게 저염식을 제공하고, 이어서 한 집단의 식사에는 소금을 추가하고 다른 집단에는 추가하지 않는 방식으로 소금 섭취와 혈압의 관계를 측정한 임상시험은 독창적이었다고 할 수 있다. 사람들은 고혈압이 아니라 뇌졸중을 종말점으로 하여 그러한 시험을 계획했지만, 그 규모와 복잡성 때문에 기가 꺾였다.

암이나 심장 질환의 예방을 위한 보충적 항산화제 섭취에 대한 수많은 연구들이 실패했다. 대조군 임상시험은 항산화제가 유해할 수도 있음을 보여주었다. 이러한 연구들은 암이나 심장 질환을 예방하기 위해 그러한 영양 보충제를 처방하지 말아야 할 좋은 근거들을 보여준다. 이 연구들이 식이 가설에 대한 검정 결과를 대표하지는 않는다. 영양 보충제 연구는 식물성 식품이 풍부한 식이 유형이, 섬유질 함량은 낮고 지방이 풍부한 동물성 식품이나 정제 탄수화물 위주의 식단보다 만성 질환 예방에 더 좋은지에 대해 거의 아무런 답도 주지 않는다. 영양 보충제는 완경기 이후 에스트로겐 투여처럼 약물 치료에 가깝고, 그것을 처방하기 전에 엄격한 평가가 필요하다. 식이 습관의 변화 또한 엄격한 평가를 필요로 하지만, 임상시험은 가장 적절한 선택안이 아닐 수 있다.

이는 근거와 관련한 두 가지 추가적 문제를 제기한다. 첫째, 만일 제안된 중재 전략이 단순히 생활 습관 변화가 아니라 사회적 변화를 의미한다면 평가 가능성은 변할 수 있다. 둘째, 로즈의 주장에 따라 만일 중재가 전체 인구집단을 대상으로 한다면 평가의 가능성은 더욱 제한될 수 있다.

대조군 평가를 적용한 사회적 중재 전략 사례들이 있다. 랜드Rand 건강보험 실험, 멕시코의 빈곤 가정을 대상으로 한 조건부 현금 지급 사업인 프로그레사Progressa 연구, 미국의 헤드 스타트Head Start 사업과 영국의 슈어 스타트Sure Start 사업에 대한 평가, 가난한 동네 주민에게 개선된 주거를 제공했던 미국의 '기회로 이사하기Moving to Opportunity' 등이 여기에 포함된다. 대체로 이들은 고위험 집단을 표적으로 한 사업들이었다. 이러한 대조군 시험 연구가 있다는 것은 매우 도움이 된다. 없는 것은 아니지만 인용할 수 있는 연구가 제한적이라는 것은 이러한 사업 수행의 어려움과 비용 문제를 드러낸다.

전체 인구집단에 대한 중재로 옮겨간다면, 평가의 성격도 바뀌어야 한다. 술의 가격을 올리는 조세 제도의 활용이 음주 관련 사망을 감소시킬 수 있을까? 아마도 그렇겠지만, 이를 입증할 수 있는 대조군 연구를 구상하기는 어렵다. 수많은 관찰 연구들은 개인들의 음주 행태가 가격에 민감하다는 것을 보여주었다. 이는 경제학의 기본이라 놀랄 것도 없다. 또 다른 관찰 연구들은 인구집단의 음주량이 술의 실질 가격에 반비례한다는 것을 보여주었다. 또한 많은 관찰 연구들은 음주 관련 위해가 인구집단의 평균적인 음주량 수준과 상관성이 있다는 것을 보여주었다. 종합하자면 인구집단에서 음주 관련 위해를 낮추는 한 가지 방안이 술의 실질 가격 인상이라는 합리적 판단을 도출하게 된다 (Academy of Medical Sciences, 2004). 이는 근거 기반 정책 형성이지만, 이때의 근거 유형은 약물 치료를 평가하는 이상적 기준을 구성하는 근거와는 같지 않다.

앞에서 인용했던 예를 들자면, 사회적 자본이 지역사회 건강 수준과 유의한 관련성이 있다고 판단된다면, 사회적 자본을 증진하기 위해 취할 수 있는 활동에 대한 근거 기반 정책 권고를 만들 수 있다. 이러한 근거가 무작위 대조군 평가 결과를 포함하게 될 가능성은 낮다.

다른 분야의 정책 결정들은 이러한 방식에 익숙하다. 독립적인 중앙은행은 경제에 좋은 영향을 미칠까, 나쁜 영향을 미칠까? 케인스 스타일의 경제 정책은 엄격한 통화 공급 조절보다 더 나은 해결책을 제공할 수 있을까? 종합 보통학교comprehensive school가 특성화 학교selective school보다 사회 응집력을 더 높일 수 있을까? 오염 배출권 거래 같은 규제나 경제적 조치가 기후 변화 문제를 다루는 더 나은 방법일까? 이 모두는 대중의 삶(아마도 그들의 건강까지)에 영향을 미치는 중대한 질문이며, 대개는 무작위 대조군 연구에 의존하지 않은 채 해결되어야 할 것들이다.

## 집단적 조치

루돌프 피르호Rudolf Virchow를 따라 로즈가 이야기한 것처럼, 의학과 정치는 분리될 수 없으며 분리되어서도 안 된다. 과학자로서 우리는 중재 전략에 대한 근거를 제공하는 데 관심을 기울이지만, 중재 전략의 수용성은 근본적 문제를 건드리게 된다. 앞에서 살펴본 두 가지 사례 — 음주와 건강의 사회적 불평등 — 를 통해 이를 설명해보자.

로즈의 고위험 대對 인구집단 접근법은 음주 문제에 잘 들어맞는다. 고위험 접근법에서 적절한 중재 대상은 과도한 음주자가 되어야 한다. 인구집단 접근법은 평균 음주량이 음주 관련 위해의 발생 수준을 예측할 수 있음을 인식한다. 따라서 중재는 가격 인상과 접근성 제한 등의 방법을 통해 전체 인구를 대상으로 이루어진다. 예를 들어 영국에서는 지난 30년간 술의 실질 가격이 급락하고 접근성이 높아지면서 인구집단의 평균 음주량이 두 배로 증가했고, 그에 따라 간경화 사망 같은 위해가 증가했다.

이에 대해 '보모 국가'의 앞잡이라는 딱지가 붙을까 두려워하는 정부는 첫 번째 전략(고위험 접근법), 즉 과도한 음주자 또는 골칫덩이 음주자를 표적으로 삼는 정책을 채택할 것이다. 마찬가지로 주류업계도 전자의 전략에는 동의하겠지만, 후자에는 동의하지 않을 것이다. 즉, 어떻게든 과도한 음주자들을 없애려고는 하겠지만, 평균적인 음주량을 감소시키려 하지는 않는다. 고위험군 접근법은 문제가 발생한 부분을 공략하는 전략과 잘 들어맞는다. 또한 그것은 음주를 제한하는 인구집단 접근법이 지닌 근본적 결함을 다룬다는 장점이 있다. 왜 음주로 인한 위해가 발생할 가능성이 낮은 적정 음주자들까지 비싼 가격이나 제한된 접근성 같은 조치를 감내해야 하는가?

이것은 거대하고 중요한 정치적·철학적 질문이다. 우리는 후렴처럼 반복되는 불평을 들어왔다. '나는 안전 운전자인데 왜 나에게 안전벨트를 의무화하는 법이 있어야 하는가? 나한테 불소가 필요하다면 내가 알아서 섭취할 테니, 수돗물에 불소를 첨가할 필요는 없다. 만일 다른 사람에게 해가 되지 않는다면 왜 우리 자전거 운전자들이 굳이 빨간 신호등에 멈추어야 하는가? 내가 모르핀이나 코카인을 원한다면, 그건 분명 내 사정이다.' 이러한 주장들에는 분명하게 두 가지 문제가 포함되어 있다. 즉, 무엇이 효과적이며, 무엇이 정치적으로 수용 가능한지이다. 만일 어떤 집단이 철학적 견지에서 인구집단 중재 전략에 반대한다면, 그들은 고위험군 과다 음주자를 표적으로 한 중재가 얼마나 비효과적인지도 알아야 한다. 문제를 해결할 수 없는 방향으로 자신들이 밀어붙이고 있다는 점만큼은 최소한 깨달아야 한다. 반대로 만일 인구집단 중재 전략이 근거는 있지만 이러한 관점에서 제안된 사회적 변화가 받아들여질 수 없는 것이라면, 그러한 문제에 대해 대중의 검토를 받는 것이 바람직하다.

대중의 검토 없이 인구집단 중재를 시행하는 것은 확실히 용납할 수 없다. 이는 정치적 우파 대 좌파의 문제로 환원될 수 없는 문제이다. 유전자 변형 식품은 좋은 사례라 할 수 있다. 유전자 변형 식품을 전면적으로 도입하는 것에 대해 찬성 또는 반대 근거들이 부족할 수는 있지만, 그것이 대중의 적절한 검토 없이 해당 식품을 도입해도 괜찮다는 뜻은 아니다.

또 다른 예는 건강 불평등을 감소시키기 위한 중재에서 찾을 수 있다. 〈그림 4〉에 제시된 근거는 문자 그대로 건강 불평등 문제가 가난한 사람들의 불건강과 나머지 모든 이의 좋은 건강 문제로 환원되지 않는다는 것을 보여준다. 아직도 많은 이들은 가난한 사람들의 불건강 문제는 뭔가 조치가 필요한 것으로 바라보면서도 전체 인구집단의 변화에 대해서는 상당한 저항감을 갖고 있다. 이들은 선별적 조치에 마음이 편하다. 이를테면 빈곤 지역 학교에 더 많은 투자를 하고, 그러한 곳에 새로운 의료기관을 설립하고, 접근성을 향상하는 프로그램을 시행하며, 가난한 편모를 지원하는 것 등이다. 그들은 스칸디나비아 유형의 복지 체제처럼, 사회 전체를 개선하는 접근법이 건강 불평등 감소에 효과가 있다는 근거 따위에는 아랑곳없이 그것을 정치적으로 받아들일 수 없다고 생각한다.

## 결론

광범위한 폭로를 변화시키는 일부 집합적 전략을 통해 전체 인구집단의 분포를 이동시키는 것을 목표로 하는 인구집단 기반 중재는 개인적 중재와 비교할 때 개별 사례들의 전체 숫자에 훨씬 커다란 잠재적 영향을 미칠 수 있다. 하지만 개인적 폭로와 비교할 때 집단적 폭로에

〈표 5〉 예방 전략

| 개인 기반 | 인구집단 기반 |
|---|---|
| 고위험 개인들을 확인: 선별검사 | 지역사회에 중요한 위험요인 확인(유병률) |
| 고위험 개인들에게만 중재 | 개인적 위험에 관계없는 위험요인 감소 정책 |
| 위험 - 편익 균형은 개별적으로 평가 | 전체 지역사회에 대한 위험 - 편익 균형 |

|  | 개인적 중재 | 인구집단 중재 |
|---|---|---|
| 개인들의 확인 | 한다 | 하지 않는다 |
| 개인에 대한 잠재적 편익 | 크다 | 작다 |
| 인구집단에 대한 잠재적 편익 | 작다 | 크다 |
| 효과에 대한 이해 | 좋다 | 나쁘다 |

대한 인과적 확실성은 훨씬 작다. 슈바르츠와 디에-루(Schwartz and Diez-Roux, 2001)가 지적했듯, 역학이 좀 더 환원론적인 접근과 구분되고 역학자들 간에서도 이견이 있는 부분은 인과 모형의 평가에 쓰이는 기준이다. 대개 가장 강조되는 것은 연관성의 확실성과 보편성이다. 그리고 물론 모형이 간단하고 직접적일수록 확실성도 커진다. 그러나 그 목표가 사람들의 건강을 증진하는 것이라면, 인과성의 우선 기준은 인과적 기여의 확실성에 근거하기보다 원인의 제거가 질병의 발생, 혹은 전반적 부담을 잠재적으로 감소시킬 수 있는 효율성에 근거해야 한다. 병인론적 유의성이 가장 확실한 원인은 결과에 근접한 요인이겠지만, 인과적 연쇄 고리에서 가까울수록 예방의 기회는 줄어든다. 딜레마는, 인과적 연쇄에서 훨씬 뒤쪽에 위치해 있을수록 예방 기회는 증가하지만 원인과 관련한 확실성은 낮아진다는 것이다.

〈표 5〉에 요약했다시피, 로즈는 질병 예방을 위한 개인과 인구집단

접근법 모두의 잠재적 어려움을 알고 있었다. 인구집단에 상당한 영향을 미치기 위해서는 인구집단 평균의 이동을 목표로 하는 집단적 전략이 필요하다. 그러나 이러한 접근법은 몇 가지 딜레마를 제기한다. 집단적 전략을 뒷받침하는 근거들은 매우 제한적이다. 일정한 확실성을 가지고 인구집단 분포의 복잡한 결정요인들을 확인하고 인구집단에서 무작위 임상시험을 시행하는 것은 훨씬 어렵다. 위험 관계의 본성에 대한 이해도 턱없이 부족하다. 분포의 이동은 분포의 한쪽 끝에 이득이 되지만, 다른 쪽 끝에는 불이익이 될 수도 있다. 인구집단 변화의 복잡성과 예기치 못한 결과는 약간의 변화가 커다란 편익을 가져올 수 있지만 또한 잠재적으로 예상치 못한 불이익을 가져올 수도 있음을 의미한다. 따라서 한 극단에서, 공중보건 전략은 확실성에 접근하는 무언가가 부족하며 인구집단 위험을 변화시키는 것은 비현실적 열망이라고 여겨지고는 했다. 예방접종 사례에서 드러나듯 개인들에게 유인 동기가 없는 경우도 있다. 많은 사람들이 폭로되고 질병이 발생하지 않을 경우, 이득을 얻은 특정 개인들을 확인할 수는 없지만 예방접종의 부작용으로 해를 입은 사람들은 쉽게 확인할 수 있다. 게다가 편익이 가장 클 이들을 표적 삼아 자원을 할당해야 할 필요성은 간절해 보인다.

질병 유병률의 변화를 목표로 하는 집단적 예방 전략은 극단의 유병률에 영향을 미칠 것 같은 요인이 인구집단의 평균에 영향을 줄 가능성이 높은 정책에 포함되는지 고려해야 한다. 도박과 음주 사례가 시사하듯, 인구집단의 평균에 영향을 미치는 정책은 문제 음주자 혹은 도박 중독자의 유병률에도 영향을 미친다. 다른 많은 분야, 이를테면 마약 사용이나 자동차 속도 제한에 관한 법률 개정 등에도 이러한 논리가 적용될 수 있다고 추론하기란 어렵지 않다.

로즈는 불완전한 근거와 사회의 복잡성, 보편적 해결책이 존재하지 않는다는 점, 따라서 영향에 대한 지속적인 평가가 필요하다는 것을 인정했다. 로즈의 제안에 따르면 우리는 어떤 것도 전적으로 확신할 수는 없기 때문에, 중재는 어느 한쪽으로 잘못된 결론을 내렸을 때의 결과에 근거해야 하며, 또한 증거에 대해 지속적인 평가와 검토를 병행해야 한다. 과학적 근거의 적절성 여부는 그것이 놓인 특정한 활용의 맥락 안에서 판단해야 한다.

유전자 발견과 개인 맞춤 의료의 시대에도 단일 인구집단 분포 모형이 적용될 수 있는 광범위하고 다양한 사례들은 다음과 같은 로즈의 주장을 재확인시켜준다.

사회의 건강 수준을 본질적으로 결정하는 요인은 그것의 집합적 특징에서 확인할 수 있다. 일탈한 소수의 문제는 그들이 속한 전체 사회의 맥락에서만 이해할 수 있고, 효과적인 예방법은 인구집단 전체를 포괄하는 변화를 요구한다.

초판 서문에서 그는 "이 책의 목적은 …… 흔한 임상적 문제, 행태 문제들을 예방하기 위한 인구집단 기반 전략의, 가끔은 우려스러운, 정책적·학문적·윤리적 함의들에 대해 이전보다 더욱 깊이 탐색하고자 한다"라고 썼다. 실제로 "한 사회의 건강은 총체이며, '정상'이라고 여겨지는 다수는 일탈한 소수에 대한 책임감을 받아들일 필요가 있다 – 설사 그렇게 하고 싶지 않을지라도".

## 참고문헌

Academy of Medical Sciences. 2004. *Calling time: the nation's drinking as a major health issue*. London: Academy of Medical Science.

Anderson, J., F. Huppert and G. Rose. 1993. "Normality, deviance and minor psychiatric morbidity in the community. A population-based approach to General Health Questionnaire data in the Health and Lifestyle Survey." *Psychol, Med*, 23, pp.475~485.

Batchelor, P. and A. Sheiham. 2002. "The limitations of a 'high-risk' approach for the prevention of dental caries." *Community Dent. Oral Epidemiol*, 30, pp.302~312.

De Backer, G., E. Ambrosioni, K. Borch-Johnsen, C. Brotons, R. Cifkova and J. Dallongeville et al. 2003. "European guidelines on cardiovascular disease prevention in clinical practice: third joint task force of European and other societies on cardiovascular disease prevention in clinical practice (constituted by representatives of eight societies and by invited experts)." *Eur. J. Cardiovasc. Prev. Rehabil*, 10, pp.S1~S10.

Embersen, J., P. Whincup, R. Morris, M. Walker and S. Ebrahim. 2004. "Evaluating the impact of population and high-risk strategies for the primary prevention of cardiovascular disease." *Eur. Heart J.*, 25, pp.484~491.

Fechtner, R. D. and A. S. Khouri. 2007. "Evolving global risk assessment of ocular hypertension to glaucoma." *Curr. Opin. Ophthalmol*, 18, pp.104~109.

Ford, E., U. Ajani, J. Croft, J. Cirtchley, D. Labarthe and T. Kottke et al. 2007. "Explaining the decrease in US deaths from coronary heart disease, 1980~2000." *N. Eng. J. Med.*, 356, pp.2388~2398.

Frayling, T. M., N. J. Timpson, M. N. Weedon, E. Zeggini, R. M. Freathy and C. M. Lindgren et al. 2007. "A common variant in the FTO gene is associated with body mass index and predisposes to childhood and adult obesity." *Science*, 316, pp.889~894.

Grun, I. and P. McKeigue. 2000. "Prevalence of excessive gambling before and after introduction of a national lottery in the United Kingdom: another example of the single distribution theory." *Addiction*, 95, pp.959~966.

Kanis, J. A., A. Oden, O. Johnell, H. Johansson, C. De Laet and J. Brown et al. 2007. "The use of clinial risk factors enhances the performance of BMD in the prediction of hip and osteoporotic fractures in men and women." *Osteoporos. Int.*, 18, pp.1033~1046.

Khaw, K. T., N. Wareham, S. Bingham, R. Luben, A. Welch and N. Day. 2004a. "Association of hemoglobin A1c with cardiovascular disease and mortality in adults: the European prospective investigation into cancer in Norfolk." *Ann. Intern. Med.*, 141, pp.413~420.

Khaw, K. T., J. Reeve, R. Luben, S. Bingham, A. Welch and N. Wareham et al. 2004b. "Prediction of total and hip fracture risk in men and women by quantitative ultrasound of the calcaneus: EPIC-Norfolk prospective population study." *Lancet*, 363, pp.197~202.

Leske, M. C., S. Y. Wu, B. Nemesure and A. Hennis. 2002. "Incident open-angle glaucoma and blood pressure." *Arch. Ophthalmol*, 120, pp.954~959.

Marmot, M. 2005. "Social determinants of health inequalities." *Lancet*, 365, pp.1099~1104.

Mokdad, A. H., M. K. Serdular, W. H. Dietz, B. A. Bowman, J. S. Marks and J. P. Koplan. 1999. "The spread of the obesity epidemic in the United States, 1991~1998." *JAMA*, 282, pp.1519~1522.

Mullis, I., M. Martin, E. Gonzalez and S. Chrostowski. 2004. *Findings from IEA's Trends in International Mathematics and Science Study at the fourth and eight grades*. Chestnut Hill, MA: TIMSS & PIRLS International Study

Center, Boston College.

Schelling, T. 1978. *Micromotives and macrobehaviour*. New York: Norton.

Schwartz, S and Ana V. Diez-Roux. 2001. "Commentary: causes of incidence and causes of cases: a Durkheimian perspective on Rose." *Int. J. Epidemiol*, 30, pp.435~439.

Stafford, M. and M. Marmot. 2003. "Neighbourhood deprivation and health: does it affect us all equally?." *Int. J. Epidemiol*, 32, pp.357~366.

Willms, J. D. 1999. "Inequalities in literacy skills among youth in Canada and the United States (International Adult Literacy Survey no 6)." Ottawa: Human Resources Development Canada and National Literacy Secretariat.

## 옮긴이 후기

고故 제프리 로즈가 이 책을 통해 제기한 발상의 전환과 그 심원한 의미에 대해서 다시금 언급하는 것은 불필요해 보인다. 원저의 개정판에 마이클 마못과 케이-티 콰의 해설까지 덧붙여졌기에, 더 이상의 설명과 해석은 그야말로 사족蛇足이 될 것이다. 옮긴이들이 보탤 수 있는 것이라면 이 책이 오늘날 한국 사회에서 갖는 의미, 특히 예방의학과 보건학 분야 종사자들이 숙고해보아야 할 몇 가지 이슈들을 언급하는 정도가 될 것이다.

제프리 로즈는 개인 기반의 고위험 접근법과 인구집단 전략이 가진 장단점을 설명하면서, 두 가지를 함께 고려하되 후자의 잠재력이 보다 근본적이고 중요하다는 것을 자료를 통해 강조하고 있다. 하지만 현재 한국 사회에서 전자는 과잉 판매되고, 후자는 정당한 관심을 끌지 못하고 있다. 건강현상의 의료화, 약물과 신기술에 기반을 둔 치료의학의 과도한 지배는 차치하더라도, 최소한 예방의학과 보건학 영역에서 인기를 끌고 있는 선별검사 위주의 '맞춤 예방의학' 접근법은 이 책이 우려하고 있는 바로 그것이다. 로즈는 분명한 어조로 "상담과 장기적 돌봄에 필요한 적절한 자원이 구비되어 있지 않다면 선별검사를 해서는 안 된다"라고 강조했다. 즉, 선별검사의 성공은 사후 조치에 달려 있으며, 모든 이에게 장기적인 돌봄의 연속성을 보장할 수 있는 보건의료 체계를 전제로 한다는 것이다. 포괄적인 일차 보건의료 체계를 갖추지 않은 미국 같은 나라들에서 이러한 선별검사 정책들이 성공을 거두기 어렵다는 지적은 한국 사회에도 그대로 들어맞는다. 현재 한국의 예방의학, 보건학계에 필요한 것은 좀 더 정교한 개인 위험 평가risk appraisal 모형을 만들거나 새로운 검사방법들을 도입하는 것이 아니라, 고위험 전략이 작동할 수 있는 일차 보건의료의 토대를 만들고, 효과적인 인구집단 접근법을 고안해내는 것이라 할 수 있다. 오히려 예방과 치료 서비스를 분리하여 '임상 예방의학'이라는 전문 분야를 개척하겠다는 일부의 움직임이나 기존 의료 보장 체계 바깥에 '건강관리 서비스'를 별도 영역으로 제도화시키겠다는 정부의 발상은 이 책의 흐름과는 정면으로 맞서는 것이 아닐 수 없다.

이 책은 과학적 접근이 가진 한계를 인정하고 연구자, 정책결정자, 시민들 모두 불확실성과 함께 살아가는 법에 익숙해져야 한다고 강조한다. 모든 결정이 완벽하게 평가된 과학적 근거에 기반을 둘 수 있는 것은 아니며, 그러한 확실성이 행동의 전제조건이 될 수는 없다. 특히나 특정 정책이나 제도의 영향을 받는 대상자의 규모가 광범위하거나 (크기는 작지만) 심각한 위험이 예상되는 경우라면, 과학적 증거가 충분치 않더라도 사전 예방의 원칙에 따라 대처하는 것을 비非과학적이라고 비난할 수 없다. 현재로서 위험하다는 증거가 없다는 것이 위험하지 않다는 증거는 아니다. 하지만 한국 사회에서는 위험의 증거 없음이 안전의 증거로 받아들여지는 경우가 흔하며, 이는 비단 일반 시민과 언론

뿐 아니라 전문가들 사이에도 만연해 있다.

과학적 증거가 제한적인 경우, 의사결정 과정의 민주주의와 (그것이 위험이든 편익이든) 그에 기반을 둔 수혜자들 스스로의 독립적인 판단은 더욱 중요할 수밖에 없다. 더구나 전체 사회 구성원들에게 광범위하거나 심각한 영향을 미칠 수 있는 정책은 더욱 그러하다. 그러나 우리 사회의 전문가주의, 정부나 기업에 의한 정보와 의사결정 독점은 심각한 수준이다. 이를테면 광우병의 전파 위험성이 제기된 쇠고기의 수입, 보건의료 서비스 분야의 영리화처럼 시민들의 건강에 심각한 영향을 미칠 수 있는 정책들이 얼마나 충분한 논의를 거쳐 결정되고 있는지 생각해보자. 또한 영업 기밀이라는 이유로 노동자들에게 악영향을 미칠 수 있는 작업 환경에 대한 독립적 조사들이 어려움을 겪고 있는 현실은 건강의 문제가 결국 민주주의의 문제임을 상기시킨다. 한편 담배를 피우는 것이 건강에 해롭다는 이유로 (노동자들의 건강을 위한다는 명분하에) 해고 위협을 통해 금연을 강제하는 기업 정책도 이러한 측면에서 비판의 소지가 크다.

로즈는 건강에 사로잡힌 사회는 결코 건강한 사회로 보기 어렵다고 이야기했다. 또한 '의학과 정치는 분리될 수 없으며, 분리되어서도 안 된다'고 주장했다. 사실, 오늘날 한국 사회는 그 어느 때보다 '건강'에 몰두하고 있다. 수백만 원짜리 건강검진 프로그램이 개발되었다는 뉴스에 놀란 것이 엊그제 같은데, 얼마 전에는 VVIP Very Very Important Person를 위한 연간 수천만 원대의 프로그램이 출시되었다는 소식이 들려왔다. TV를 비롯한 각종 미디어들은 최첨단의 의학 기술을 소개하고, 몸에 좋다는 음식을 찾아 팔도강산도 비좁아 세계 방방곡곡을 종횡무진 중이다. 이 정도면 가히 건강 강박증이라 할 만하다. 하지만 정작 건강의 결정요인, 특히 근본적 결정요인들에 대한 관심은 찾아보기 힘들다. 건강의 사회경제적 불평등 현상, 학교·일터·지역사회에서 경험하는 건강과 관련한 다양하고도 중요한 사회적 조건들에 대한 관심이나 대책은 형편없이 부족하다.

  이 책은 이분법적 질병에서 연속적인 건강현상으로, 직접적 원인에서 보다 근본적인 원인으로, 개인 접근법에서 인구집단 접근법으로 우리 관점을 전환할 것을 촉구한다. 예방의학, 보건학 분야의 연구자들과 학생들, 현장의 실무자들, 정책결정자들, 그리고 시민사회의 다양한 주체들이 오늘날 한국 사회에서 '모두를 위한 건강'을 증진시키기 위해 무엇을 어떻게 해야 하는지 고민하는 데 이 책이 깊은 통찰력을 줄 수 있을 것이라 믿는다. 이러한 '고전'을 먼저 읽고 토론하고, 국내의 독자들에게 소개할 기회를 갖게 된 것을 우리 옮긴이들은 기쁘고도 자랑스럽게 생각한다. 의미 전달이 불분명하거나 잘못된 번역에 대한 책임은 전적으로 옮긴이들에게 있음을 밝혀둔다.

2010년 8월

옮긴이들을 대표하여 김명희 씀

# 찾아보기

(ㄱ)

간경화 사망률 128
강력한 접근 151
개별 사례들의 원인 202
개인 맞춤 의료 215
개인의 선택권 176
개인적 자유 171
건강 격차 187
건강 불평등 155, 157, 231
건강의 사회적 결정요인 위원회 223
게임이론 220
결정요인 191
결정적 시기 126
경제적 논거 21
고위험 84
고위험군 114
고위험 예방 전략 51, 74
고위험 전략 high-risk strategy 37, 60
(고위험) 접근 55
고혈압 28
고혈압 유병률 95
골다공증 42, 133
골밀도 206
골절 42, 133, 206
공격성 100
공중보건 개혁 154
공중보건 역학 44
과체중 유병률 96

과학적 증거 168
관상동맥 질환 50, 72
교통사고 39, 48, 130
군중 면역 218
근본적 접근 150
근접한 proximal 원인 148
금연 61
기저 원인 146
까마귀 90
꼬리표 달기 79

(ㄴ)

낮은 혈압 43
노스카렐리아 173
녹내장 39, 85, 206
눈덩이 164

(ㄷ)

다양성 89, 103
다운 증후군 42, 77, 126
다중위험요인 중재시험 the Multiple Risk Factor Intervention Trial 49, 71
단일봉 92, 110
대중의 검토 230
대중의 조작 174
대처, 마거릿 Margaret Thatcher 144
도박 209
도스토옙스키 145

독립적 판단 176
뒤르켐, 에밀 Émile Durkheim 99

(ㄹ)
레더만, 쉴리 Sully Ledermann 132, 163

(ㅁ)
무시할 만한 편익 52
민감도 분석 118
민주주의 185

(ㅂ)
박탈 186
받아들일 수 있는 위험 41
방사능 41, 135
방사선 45
변이 87
변이계수 96
보건 전문가 183
보모 국가 229
보조금 178
분포 103
분포의 위치 217
분포 이동  114, 123, 146, 152, 208, 231, 233
불확실성 46, 56, 73, 78
비교 위험도 44, 47, 70
비非사건 157
비용 85, 157
비용-편익 203
비용 효과 66, 76
비정상적 97
비타민 A 190

빈곤의 해악 181
빈혈 39

(ㅅ)
사회공학 172
사회적 네트워크 164
사회적 박탈 148
사회적 압력 165
사회적으로 조건화 146
사회적 자본 218
사회적 중재 223
사회학적 논거 143
상관계수 104, 111
상대 빈곤 188
상대적 빈곤 179
석면 70
선별검사 63
선별검사의 정책 가이드라인 64
선별적 검진 66
선별적 중재 224
선택성 77
선택의 자유 170, 177
설득 177
셸링, 토머스 Thomas Schelling 220
소비자의 선택 173
손익계산서 169
수용성 156
스노, 존 John Snow 30
실행 가능성 157
심근경색증 169
심장발작 50, 67
심혈관 질환 118

(ㅇ)
아스피린 169
안압 85, 206
안전 139, 157
안전 한계 132
알코올 163
알코올 의존증 165
암 137
어리석어질 자유 180
역치 41, 45, 55
연속선 138
연속성 30, 34, 201
염화비닐 46, 135
예방의 역설 35, 36, 52
예방의학 55, 76, 146, 162
용량-효과 45, 55
용량-효과 곡선 39
우울증 52
우울증 기운 54
원인들의 원인들 148, 149
위약 대조군 시험 226
위험 69
위험 역설 115
위험-편익 203
위험 평가 73
유병률 104, 111, 208
유전적 감수성 216
윤리적 논거 144
윤리적 책임 162
음주 128
음주문화 163
의료화 79
의학적 논거 145

의학적 상담 58
이동 138
인구집단 기반 전략 119
인구집단 기반 중재 231
인구집단 예방 전략 101, 143
인구집단 전략 population strategy 37, 98, 150
인도주의적 논거 24
인종적 분리 220
인지 기능 108
인터솔트 202, 208
인터솔트 연구 94, 104
일차 보건의료 체계 66
일탈 103
일탈자 103
임상서비스 76

(ㅈ)
자살률 99
자유 시장 167, 178
잠재적 편익 117
잠정적 위험 42
저지방 178
적절한(타당한) 접근 152
전염 164
전쟁 185
절대적인 위험 70
절대적 척도 44
정상 97
정치적 노력 190
정치적 의제 184
제거 140
주산기 사망률 43, 123

중앙값 208
지역 간 건강 불평등 188
직업 134
질병 발생률의 원인 202
집단적 예방 전략 233
집단적 접근법 139
집합적 건강 100
집합적 변화 164
집합적 책임 145

(ㅊ)
체중 120
체질량지수 96
초기 발달 125
최대 허용 폭로 용량 41
추가 140
출생체중 43, 122
치매 31, 108

(ㅋ)
코크런, 아치 Archie Cochrane 161
콜레라 30
콜레스테롤 49, 93
클로피브레이트 78, 139
키스, 앤슬 Ancel Keys 92

(ㅌ)
통일성 104
트루먼, 해리 Harry Truman 172

(ㅍ)
편익 대 위험 비 77
평균 103, 104, 111, 208
평균 콜레스테롤 218
폐암 40
폭로-결과 118, 130, 137
플라톤 91
피르호, 루돌프 Rudolf Virchow 19, 229
피커링, 조지 George Pickering 28, 92
핀란드 93

(ㅎ)
하트, 튜더 Tudor Hart 59
학업성취도 211
행동 변화 163
헤로인 중독 164
혈관육종 46, 135
혈압 94
혈압 분포 83
화이트홀 187
화이트홀 연구 82
확실성 174
환경 보건 134
히포크라테스 98

(A)
APGAR 85

## 지은이 및 해설자 소개

**제프리 로즈**(Jeoffrey Rose)
대영제국 커맨더 훈장(CBE) 서훈, 의사 및 역학자, 런던 위생 및 열대의학 대학원 역학 명예교수, 성 매리 병원 의과대학 명예고문의사
1926년 4월 19일 출생하여 1993년 11월 12일, 67세로 사망

**마이클 마뭇**(Michael Marmot)
유니버시티 칼리지 런던(University College of London) 역학 및 공중보건학부 교수
국제 사회와 건강 연구소(International Institute for Society and Health) 소장
영국 의학연구위원회(Medical Research Council) 역학 연구교수
세계보건기구 '건강의 사회적 결정요인' 특별위원회 위원장(2005~2008)
영국의사협회 회장(2010~2011)

**케이-티 콰**(Kay-Tee Khaw)
케임브리지 대학교 의과대학 임상 노인의학 교수
영국 의과학 한림원 펠로
국제 심혈관질환 역학 및 예방 학회 회장(2008~2010)
국제 심혈관 역학 및 예방 학회 연례 교육 세미나 코디네이터

## 옮긴이 소개

### 김명희
소속: (사) 시민건강증진연구소 건강형평성연구센터
연구 분야: 사회 역학(건강의 사회적 결정요인, 건강 불평등, 자살의 역학, 고용과 건강상태 등)

### 김교현
소속: 을지대학교 의과대학 예방의학교실(현재 군 복무 중)
연구 분야: 보건의료 서비스와 정책(제왕절개 분만과 산모 교육수준의 연관성, 남북 보건의료협력 정책사업 평가 등)

### 기모란
소속: 을지대학교 의과대학 예방의학교실(교수)
연구 분야: 감염병 역학(A형 간염의 위험요인과 수학적모형, 경제성평가, B군 연쇄상구균의 분자역학, 한국의 급성신우신염의 역학, MMR접종후 무균성뇌막염의 위험도 분석 등)

### 김성이
소속: 서울대학교 보건대학원 보건정책교실(박사과정)
연구 분야 : 건강의 사회적 결정요인(대북 모자보건 지원사업의 타당성 평가, 한국과 일본의 자살 역학 비교 등)

### 김수영
소속: 을지대학교 의과대학 예방의학 교실(부교수)
연구 분야: 직업의학(직무 스트레스, 환경성 질환)

### 유원섭
소속: 을지대학교 의과대학 예방의학교실(조교수)
연구 분야: 의료보장 및 지역사회 보건(저소득층 의료비 지원사업, 재가 중증 뇌병변 장애인의 기능상태 및 케어요구 목록 평가, 고혈압 대상자의 지역사회 중심 사례관리 프로그램 효과 평가)

한울아카데미 1299

# 예방의학의 전략

ⓒ 김명희 외, 2010

지은이 • 제프리 로즈 · 케이-티 콰 · 마이클 마못
옮긴이 • 김명희 · 김교현 · 기모란 · 김성이 · 김수영 · 유원섭
펴낸이 • 김종수
펴낸곳 • 도서출판 한울

책임편집 • 이교혜

초판 1쇄 인쇄 • 2010년 10월 15일
초판 1쇄 발행 • 2010년 10월 30일

주소 • 413-832 파주시 교하읍 문발리 507-2(본사)
121-801 서울시 마포구 공덕동 105-90 서울빌딩 3층(서울 사무소)
전화 • 영업 02-326-0095, 편집 02-336-6183
팩스 • 02-333-7543
홈페이지 • www.hanulbooks.co.kr
등록 • 1980년 3월 13일, 제406-2003-051호

Printed in Korea.
ISBN 978-89-460-5299-4  93510(양장)
ISBN 978-89-460-4351-0  93510(학생판)

\* 책값은 겉표지에 표시되어 있습니다.
\* 이 도서는 강의를 위한 학생판 교재를 따로 준비했습니다.
  강의 교재로 사용하실 때는 본사로 연락해주십시오.